歡迎光臨

── CANJUNE ──

肯園精油
新手村

20 種首選精油調出 80 種對症配方，全方位療身也療心

肯園芳療師團隊 著

suncolor
三采文化

成為自己的芳療解憂雜貨店

肯園創辦人 / 溫佑君

　　肯園在業界和在芳療發燒友的心目中，一直刻著「超專業」的印記。但對剛想嘗試用油的朋友來說，這個標籤幾乎等於「限制級 /R」，沒有一定的年資就別想看到精采畫面。然而，五星級的大廚也能做家常菜，只要把江湖一點訣交代一下，依樣畫葫蘆的菜鳥照樣能煮得賓主盡歡。這本書就是肯園大廚們為精油小白示範的「不失敗用油法」，任何人拿到這些通關祕語，屬於自己的解憂雜貨店就可以隨時開張。

　　坊間不乏精油入門書，網路上和各品牌提供的資訊也令人目不暇給，而這本新手書既要對讀者友善，又不失作者個性，其實非常考驗功力，很高興看到錫宗和京睦完成了這個極具挑戰性的任務。

　　錫宗頂著物理系第 1 名畢業的光環，卻優游於各種表演藝術，京睦拿的是廣電與企管雙學位，精通多國語言，還潛心鑽研心理諮商，兩人原本就斜槓到不行，進肯園後又接受臨床、教學、市場等各類實務磨練，讀者一定可以在他們的引導下得到第一次用油就上手的樂趣。

　　雖是入門書，但書中許多段落都有很高的含金量，例如對按摩方法的

描述。錫宗自己的手法在芳療師群中首屈一指，寫出來的都是眉角。

　　Chapter 6 的「用精油畫界線」更是絕妙，擴香精油竟能「守護個人空間，創造人際連結」，遠遠超過大家最初期待的放鬆。Chapter 5「男性特殊症狀之情緒根源」尤其有意思，近年有越來越多男性開始懂得關愛自己，京睦的處方不僅出自本身的洞悉力，還有眾多個案支持，這也是一般互相引用資料的文章不及之處。

　　芳療就跟其他自然療法一樣廣博高深，認真講起來也是學無止境。但若不想深究，又希望一親精油芳澤，用得安全有效，甚至樂在其中，那就絕對不能錯過這本書。

　　《百喻經》裡講了許多故事，終了的偈言說：「如阿伽陀藥，樹葉而裹之。取藥塗毒竟，樹葉還棄之。戲笑如葉裹，實義在其中。智者取正義，戲笑便應棄。」其實精油也像是偈言中的樹葉，我們透過用油，認識自己與世界的本來面目，讓日常成為哲學，生活也就宛如天堂。

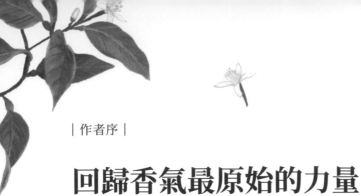

回歸香氣最原始的力量

資深芳療講師 / 張錫宗

———

　　芳香療法，不只是香氣宜人又可助人助己的療癒知識而已，其基礎觀念是串連了植物學、生理學、心理學……等等多元領域，而呈現的角度亦包含了配方、調香、按摩……等等多種應用，其相關內容非常豐富，好像是可以持續擴展學習的「芳療宇宙」。然而龐大似乎也容易造成了門檻。對於尚在芳療宇宙之門外觀望的人們來說，要如何找到一條可靠又有效率的捷徑，以建立正確的芳療觀念，而能減少錯誤摸索呢？答案就是這本獻給芳療新手的入門書。

　　我在撰寫本書初稿時，蠻常在背景播放著由作曲家 Arvo Pärt 所創作的音樂。其樂曲風格被歸類為「簡約主義音樂」，以某段旋律為主要架構，在不斷重複中緩緩加入小變化，而逐漸擴展為強大渲染力；它們彷彿是四季更迭般的推進，慢慢將萬物帶領到全然不同的情境裡。如此的音樂風格，不僅有助於專注構思，似乎還與本書有所呼應。

　　「簡約」，字面看似簡單、實則不簡單，要能化繁為簡、以簡馭繁，其中還包含了整合、對比、呼應、核心、擴展……等等寓意。而以上這些特質，好像也是一本芳療入門書所要具備的因素，譬如：

化繁為簡——Chapter 1 先蒐集了網路平台對於芳香療法的上百種疑惑，然後轉化為 10 則問答，快速引領新手踏入芳療大門而不走偏。

　　以簡馭繁——Chapter 3 先介紹了按摩的 6 種基本手形，接著再配合不同的人體曲線而微調動作，將這 6 種手形充分應用於 7 大身體部位。

　　整合與對比—Chapter 2 其中的外敷用法，先統整了乾敷與濕敷的不同特性，然後聚焦在濕敷上，依據敷體的質地而比較出 3 種材質的差異。如此一層又一層的整合與對比，在全書中經常可見。

　　「簡約主義音樂」的魅力之一，是在往前推進中帶著層層變化，將會形成有如漩渦般的力量，讓聆聽者自然地被吸入，然後在不自覺中已經被移轉到另一境界之上。我們希望這本書既能擔任起芳療宇宙的內外橋梁，同時又有如漩渦般的魅力，讓讀者自然地被吸引，一頁一頁翻閱著，然後也在不自覺中已經抵達一定程度的芳療彼岸～

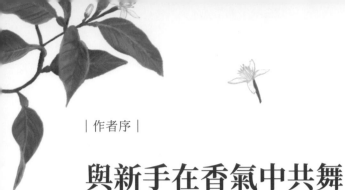

與新手在香氣中共舞

資深芳療講師 / 唐京睦

————

　　2021 年年初，在台灣升上三級警戒以前，肯園在南部辦了一堂「經絡芳療」的主題課程。經絡的概念學員們都略有耳聞，很快都能接上線，但反而在討論精油的時候，常看到學員眉頭緊皺，露出困惑的神情。當下我立刻發現「案情並不單純」，本以為是我教學的方式讓大家不知所以，但最後是一位男性舉手破冰發問：「老師，你講的這些精油都很厲害，但我們都沒有，要怎麼辦？」

　　此話一出，立刻引起現場其他人的高聲附和，初步詢問後才發現大家都是所謂的「芳療新手」，雖然對於香氣的療癒力都有嚮往，但在材料有限的狀況下，看到各種華麗配方都只能嘆息遠觀。於是課程最後我只好急中生智，將事先準備好的複雜配方全都化繁為簡，也正是在那堂課之後，我更理解到好好完成一本芳療新手書的意義。

　　精油芬芳不勝枚舉，資深香氣玩家多為蒐藏家或知識控，對「罕見單方」常常如數家珍；但諸多的課程、活動與講座中，我發現對新手來說，如何輕鬆入門其實是最重要的。所謂的輕鬆，包含知識必須好消化、配方必須好上手、精油必須一瓶多用，應用方式更必須方方面面。

因此對於我來說，寫這本書的第一大難關便是「回到初心」，必須重新回到新手的立場，思考入門者的需求，彷彿重新經歷了香氣學習之旅，也再次認識了書中寫到的美妙香氣。

　　另一個挑戰則在「擴大應用」，在這本書中我們選出了 20 款新手必備的精油香氣以及各 5 款的植物油與純露，並重新排列組合這 30 種植物精華，竭盡所能的把這些香氣使用在各種場景。這麼做的目的並非為了傳達「這 20 支油就夠了」，而是希望新手讀者們能夠在這些香氣的陪伴之下，跟著書中的建議與指示用得有感、有信心，進一步在芬芳的熏陶中打開自己——也許是願意去認識更多的香氣與植物，又或許是在看似沉痾的僵局中，找到身心療癒的可能性。

　　非常期待這本書能夠成為讀者們轉生「精油新手」的鑰匙，也希望在讀完這本書之後，每個人都能勇敢衝出新手村，一起開始療身也療心的香氣生活。

身心相繫：
轉念是身心療癒的根本

　　相信很多的讀者朋友都有過這樣的經驗——焦慮的時候就會胃痛，緊張的時候會拉肚子；隔天有重要報告前更容易咳嗽感冒，又或者是逐漸惡化且藥石罔效的膚況，在離開壓力源以後竟然快速恢復成無暇蛋殼肌。

　　從現代人的生活可以觀察到，壓力確實會造成許多身心的症狀產生，現代醫學也越來越重視身心健康的重要性，開始研究生理與心理狀態的相互影響。而這樣「身心相繫」的現象，在芳香療法的個案中更是屢見不鮮。比如濕疹問題極為嚴重的女孩，在好好談場戀愛以後，難纏的問題馬上好了 8 成；也有長期呼吸道過敏的女兒，在下定決心搬離原生家庭之後，呼吸系統的問題漸漸不藥而癒。

　　這些個案都曾使用過精油，芳香療法也針對他們的「症狀」帶來相當

不錯的緩解效果，但真正的療癒其實都發生在他們的轉念之後。唯有當事人願意在香氣的激勵之下，於看似固著的情境中做出行動，才有改變的可能。因此，在每個看似難解的症狀背後，或許都對應到了某些特定的情緒狀態，是我們的身體透過症狀來提醒我們，必須做出行動、必須挺身改變。

香氣直接與情緒及記憶連結，特別適合用來打破僵化的思考模式。這正是本書想分享給精油新手們的療癒第一課：轉念是身心療癒的根本。

我們可以用藥物壓抑症狀，但卻不能真正觸及問題的根源。而豐富的香氣能帶給我們的，除了芳香分子的療癒力之外，還加上在一呼一吸之間，體會一個事件還可能有其他觀點。當我們能夠擁有轉換觀點的自由，緊緊相連在一起的身心，也就能在壓力之下，仍保有彈性與餘裕。

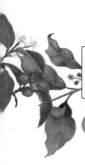

Chapter 1

無經驗也OK，精油新手村關鍵10問！

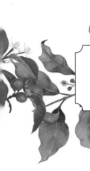

Chapter 2
精油的8大使用方法

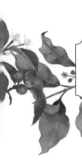

Chapter 3
肯園按摩師親授！居家按摩超Easy！

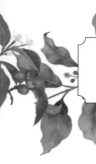

Chapter 4
家中常備20種精油╳5種純露╳5種植物油

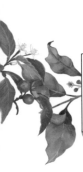

Chapter 5

身心療癒全方位手冊｜
精油TOP20╳80身心對症急救處方

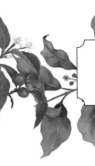

Chapter 6

用精油畫界線 | 守護個人空間，創造人際連結

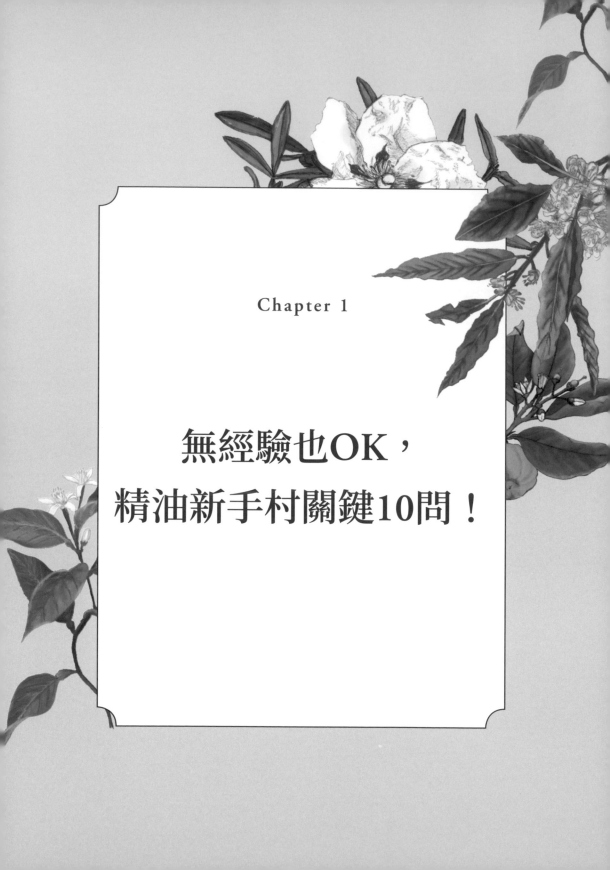

Chapter 1

無經驗也OK，
精油新手村關鍵10問！

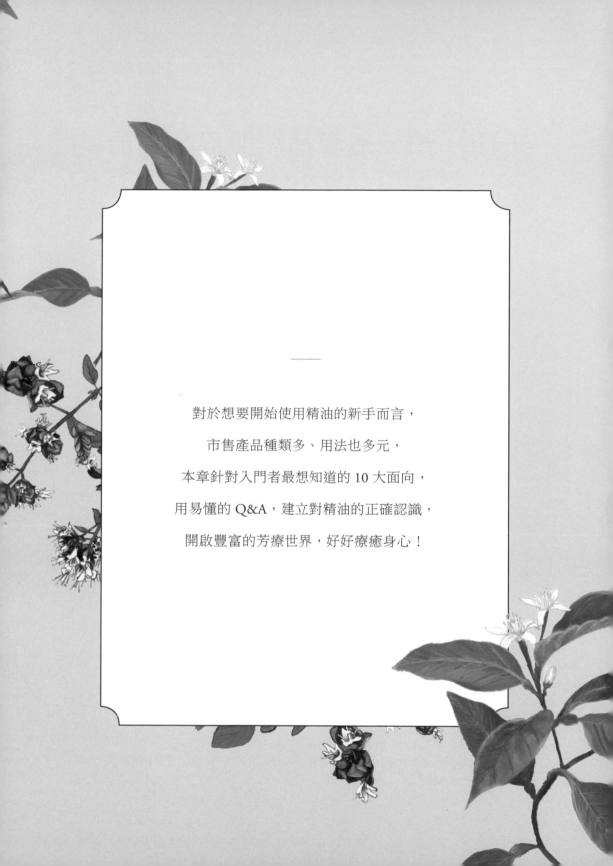

對於想要開始使用精油的新手而言，

市售產品種類多、用法也多元，

本章針對入門者最想知道的 10 大面向，

用易懂的 Q&A，建立對精油的正確認識，

開啟豐富的芳療世界，好好療癒身心！

Q1 / 用一般藥品、保養品或清潔用品就好，為何要用芳香療法？

人類在幾千年前就已將植物應用於生活中，包括：烹飪、美容、治病、儀式、調理身心靈各層面等等。而這些應用植物中，也有蠻多具香氣的芳香植物。所以在人類長遠歷史中的絕大多數時間裡，植物療法（包含芳香療法），是與一般藥品、保養品或清潔用品，完全重疊一起。

大約到工業革命時代，大量製造模式成為主流，加上平民經濟崛起、以及科學發展（人工合成的技術），此時才將藥品、保養品、清潔用品，徹底與植物療法（芳香療法）分開，因為它們具有穩定、易控制、成本低廉、不受氣候環境影響等優勢。

不過，人類終究發現大自然有其獨特的療癒力。有名的例子是法國化學家蓋特佛塞（René-Maurice Gattefossé）發現薰衣草精油對燒燙傷的神奇療效，而致力研究與推廣，並發明詞彙 Aromatherapy（芳香療法）於 1928年首度出現於科學刊物上。因此，天然物再度納入人類的生活之中，與人工合成物並存，讓人們可以多元地選擇。

前述人工合成物的優勢，自是天然物的弱勢；例如：精油的成本並非低廉，所含成分比例也不固定，因為是農產品，易受氣候環境所影響；但

這些特性反而正是其獨特之處。

　　芳香療法是藉由香氣植物的力量，同時調理身心靈各層面，應用時也將結合療癒與美感。反觀來看人工合成物：使用一般藥物時很少香氣令人愉悅；塗擦一般保養品時不太可能感覺心理也被撫慰；洗卸一般清潔用品時更不會突然揚升靈性；但以上這些都有可能在使用芳香療法時發生。

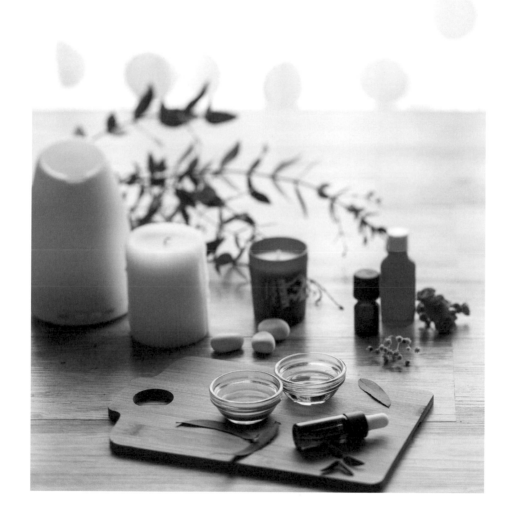

Q2 / 精油價差那麼大，要怎麼挑選？

　　精油就像紅酒一樣是天然農產品，會因不同的品種、產區、年分等條件的變化，而影響到精油的成分與品質。然而在挑選時還是有一些基準，可以提供給大家參考：

❶ **不要在來路不明的通路上選購**：請挑選信譽佳的精油供應商，可協助把關避免買到劣品。並了解其企業文化，對待大自然的態度。

❷ **注意精油瓶身是否有完整標示**：包括正確名稱、拉丁學名、產地、萃取部位、成分是否天然未經添加、生產批號、有效期限、製造商資訊等。標示越完整，代表這瓶精油的生產履歷越清楚。

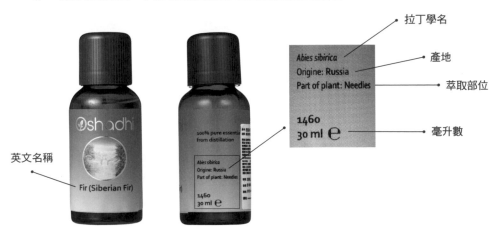

英文名稱

拉丁學名

產地

萃取部位

毫升數

Abies sibirica
Origine: Russia
Part of plant: Needles

1460
30 ml e

Oshadhi

100% pure essential
from distillation

Abies sibirica
Origine: Russia
Part of plant: Needles

1460
30 ml e

Fir (Siberian Fir)

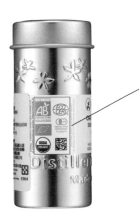

認證標章保障多：
選購精油時，建議挑選經國際機構認證的產品，以此圖為例，如：法國官方有機農產品認證 (Agriculture Biologique)、歐盟官方有機認證 (EU Organic Certification)、 美國官方農業部有機認證 (USDA Organic)、法國 ECOCERT 天然有機認證、JAS 食品認證等。

❸ **商家可明確提供植物栽種方式**：因其生長條件多有不同，有些是野生採集，也有傳統栽種法，或具備有機認證及編號等。從栽種方式也能初步判斷精油氣味，如野生生長的植物所萃取出來的精油與純露，通常層次豐富，氣味也較為鮮明。

❹ **參考精油成分的分析報告**：例如氣相質譜分析表（GC-MS）。

❺ **充實芳療知識**：透過閱讀或聽課，了解各種精油的特性。

❻ **個人可以訓練感官的敏銳度**：多去體驗不同精油的香氣。

❼ **請專業芳療師推薦**：信任其專業度，可協助挑選到適合自己的用油。

❽ **其他相關訊息**：例如銷售店員是否專業、具備芳療知識。

Q3 / 芳香療法只有精油嗎？

　　在芳香療法當中，除了精油之外，通常還會應用到「純露」以及「植物油」，可說是芳療的 3 大主角。

　　植物中的芳香分子，可以藉由不同方式萃取出來，包括：蒸餾法、壓榨法、脂吸法、溶劑萃取法等等。其中唯有採用蒸餾法是利用水蒸氣，去突破植物組織以攜帶出芳香分子，因此得到的產物就會有 2 種：芳香分子偏向水溶性時，就會溶於水中產生「純露」；其餘不溶於水的油溶性芳香分子，就會凝煉成「精油」。而其他萃取法只會得到精油，並沒有純露，若想深入了解其他萃取法，可參考其他進階芳療書籍。

｜精油的特性｜

氣味濃烈，不溶於水，但可溶於油脂、酒精，以及其他溶劑。

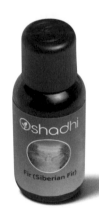

｜純露的特性｜

氣味較淡，水溶性；主成分是水，芳香分子約占 3/1000，且以最易溶於水的酸類為主，因此純露通常具有鎮靜、收斂的作用。也因為其芳香分子濃度較低，使用起來相對安全，所以相當適合兒童使用。

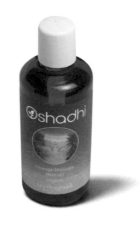

｜植物油的特性｜

以脂肪酸為主，通常是不飽和脂肪酸、較易氧化。植物油可以外用以滋養肌膚，或當做基底油用來稀釋精油；部分植物油可用來口服以補充營養素。

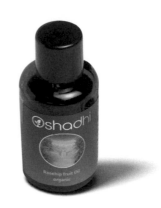

　　精油在應用時，除了吸聞外，通常需要經過稀釋以免刺激皮膚。而稀釋的載體便是上述精油可溶物質，例如：製作香水可用酒精稀釋；調製按摩油則用基底油稀釋，也就是植物油。雖然動物性油脂也可溶精油，但質地較黏稠、使用觸感較不理想，且氣味過濃，易搶了精油風采。

　　所以冷壓植物油是最常用來稀釋精油的載體。常見的冷壓植物油除了書中提到的 5 款，還有椰子油、未經焙炒的芝麻油、葡萄籽油、向日葵油……等等。

　　因此在應用芳香療法時，若想追求療效又想強調使用的安全性，精油、純露、植物油可說是缺一不可的芳療 3 大主角。

Q4 / 香精、香氛、花精、花水，
跟精油有什麼關係？

　　初學芳香療法的新手，經常會被市面上帶有「香」、「花」的不同名詞搞得眼花撩亂，導致誤解這些品項的作用與療癒方向。以下整理出相關詞彙，並個別解釋他們的製作方式與作用，方便新手朋友們「名正言順」地認識這些品項。

｜香精｜

由人工合成的香氣，成本低廉，而且所含成分的種類少，不像天然精油成分豐富多元。作用當然也有很大差異，且缺乏了天然精油各分子間的協同作用，並不推薦使用。

如何判斷產品內含人工香精呢？有些是在瓶身上直接標示各種化學成分的名稱，但也有些是標示不明，甚至刻意混淆讓人誤以為是天然精油。

｜香氛｜

泛指所有含香氣的產品，例如：香氛蠟燭、香氛保養品等等，方便直接用於生活中。但因為呈現出多樣的形式，其中材質也較複雜，而香氣的部分，有些來自天然精油，有些是人工合成物，建議使用前先進一步了解內容物。

｜花精｜

以水為載體，加上陽光的曝曬，將植物的生命能量轉錄至花精中。所以花精主要應用於能量療法中，裡面成分是水、酒精（防腐），並沒有芳香分子。

｜花水｜

花水就是純露。因為早期最常見的純露是花朵類，例如玫瑰、橙花，所以純露又被稱作花水。但隨著純露應用越來越普及，所有可以蒸餾出精油的植物也都有純露，不只是花朵而已，因此純露是比花水更恰當的稱呼。

另外，有些不良廠商為了減少運送成本，直接將精油甚至香精，加入乳化劑後，再加上大量的水，而宣稱是花水。然而純露的芳香分子是水溶性，與精油的油溶性成分並不全然相同，兩者的濃度與作用也不太一樣。若錯用了由精油或香精製成的花水，便容易對身體造成傷害，不可不慎。

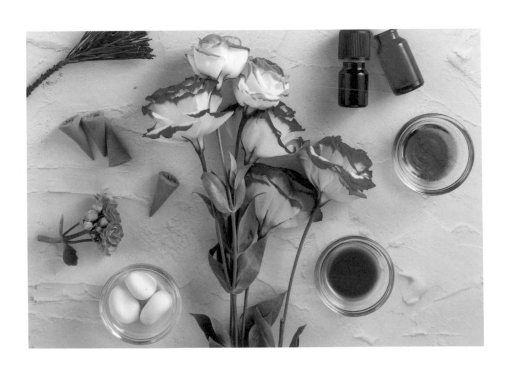

Q5 / 純精油不能直接使用在皮膚上嗎？

　　精油內含 100％的油溶性芳香分子，若未經稀釋就直接碰觸皮膚，通常會帶來刺激性，所以精油必須經過植物油稀釋後才塗抹於皮膚上。

　　皮膚具有通透性，以維持特定功能，如排汗、調節體溫；而精油的芳香分子小，也容易被皮膚吸收進入體內。然而，皮膚也是人體的保護層，具有相當的防衛性；一旦刺激性物質接近皮膚，就可能引發紅腫、疼痛等不適反應，以提醒主人避開刺激物。

　　所以，調製按摩油時，精油的稀釋濃度，主要是參考肌膚對精油的耐受程度。

肌膚敏感程度（由最敏感→較不敏感）

人體：	黏膜部位	>	臉部與嬌嫩肌膚	>	一般性部位（占多數）	>	手掌腳掌通常耐受度最強

族群：	嬰幼兒	>	孕婦與銀髮族	>	代謝功能正常的成人則耐受度較佳

使用前先做肌膚敏感測試

　　上述情況是以同一種精油來做比較，而不同精油對於皮膚的刺激度也會不同，因此需要考量的情況頗多，若擔心無法兼顧所有細節，建議可以先跟著書中的配方，調製一般人適用的安全濃度，並於使用前做皮膚測試，可先少量塗抹在嬌嫩皮膚處，如手腕內側，視膚況觀察一段時間（皮膚敏感者至少需觀察 24 小時），看看是否產生刺激不適感。

緩解方法

　　若在使用精油或按摩油後感到刺激不適，可以直接厚塗植物油，通常能快速緩解紅腫疼痛。

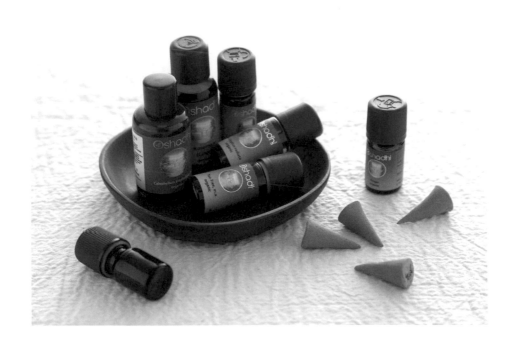

Q6 / 精油、植物油、純露可以吃嗎？

　　除了經皮膚吸收之外，芳香分子也能夠透過口服方式，來幫助我們調節身心平衡。

　　植物油、純露，以及精油的口服注意事項皆不同，可參考以下說明進行初步判斷。

⊘ 植物油

　　廚房料理中的要角，拿來吃不會有爭議，只是要怎麼吃更健康？植物油的重要成分是不飽和脂肪酸，可以補充人體營養素。但這類成分怕高溫，所以請選擇「冷壓」製法，保有活性成分；使用時也減少高溫烹調，可以直接口服，如每天 1 湯匙，若有特殊保健需求則可另外增加份量。

　　另外，坊間還有「浸泡油」，是將「關鍵植物」晾乾後，浸泡於其他植物油（如橄欖油）之中，藉由脂溶性作用，去釋放關鍵植物中的有效成分，所以浸泡油的主角並非油脂、而是關鍵植物的萃出物質，故浸泡油通常不口服。常見的浸泡油諸如：金盞菊浸泡油、山金車浸泡油。

⊘ 純露

　　芳香分子屬於水溶性的成分，能與水充分溶解，所以純露是可以直接加入開水中飲用，通常 1 杯水約加 5 ～ 15 毫升純露，遇特殊情況可再調整用量。飲用純露的功用主要是：促進新陳代謝、調節體液平衡。

　　由於植物來源、萃取條件，以及各商家保存條件都不同，甚至各地法規對純露口服的規定都不一樣，建議可在購買前向商家確認，該品牌純露是否達口服等級。

⚠ 精油

　　最需要小心謹慎！因為精油中含 100％芳香分子，容易刺激黏膜，且成分不溶於水，切忌不能直接加水就喝。而且口服參與了複雜的消化過程，增加許多不確定性，例如：透過消化後只剩多少量到達血液循環全身？過程是否對肝臟帶來較多負擔？所以建議若非受過完整專業訓練，能夠有效理解芳香分子代謝機轉與判斷身心狀況之前，不以口服方式攝取精油。

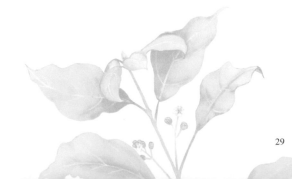

Q7 / 精油濃度越高越有效？

　　精油雖然效果顯著，但使用的濃度與頻率，則是影響療癒效果的關鍵。我們可以從不同層面來觀察使用精油的效果。

｜觸發閾值｜

要觸發人體不同功能，濃度或有不同。例如當某人很討厭某種氣味時，即使濃度很淡，仍聞得出來，並引發負面感受；相對地，精油用於情緒治療時，或許低濃度也可能達到正面效果。但如果要在生理層面上調理症狀，就需要足夠濃度，才能夠被皮膚吸收發揮作用。

｜精油種類｜

不同精油的擅長作用也有不同。有些精油（如肉桂）的抗菌力極強，低濃度即起作用，偏高濃度反而會刺激皮膚；有些精油（如甜羅勒）的抗菌力較溫和，但並非技不如人，而是要用對地方，才能充分發揮其優勢。如兒童或皮膚較敏感處，就適合優先選用甜羅勒或茶樹等溫和的精油。

｜功效雙面性｜

某些精油成分具有雙面性作用，不同濃度將呈現不同效果。例如檸檬香茅、檸

檬馬鞭草等精油，高濃度使用可帶來激勵與消炎效果；相對地低濃度使用，則可以幫助我們鎮定。

｜濃度與頻率｜

最重要的是進入人體中芳香分子的數量多寡。這與濃度有關，卻不是絕對相關。即使濃度偏低，仍可透過增加使用頻率、擴大塗抹面積，也能達到體內較多芳香分子。

那麼為何要強調濃度的概念？因為皮膚與黏膜會對過多刺激物發出腫痛不適的警訊，所以調製按摩油時，精油的稀釋濃度，主要是參考肌膚對其耐受程度。若是肌膚特別敏感者，也可以透過降低濃度但增加使用頻率方式，來達到類似的療癒效果。因此，精油濃度並非越高越有效，而是要針對療癒目的，選對精油且用對精油。

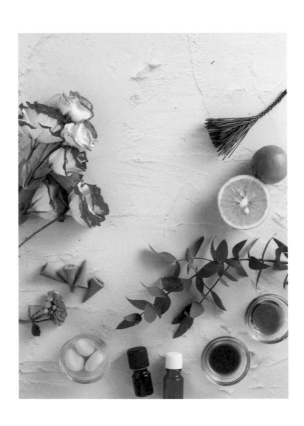

Q8 / 芳療是指按摩放鬆嗎？

　　芳療不只能按摩，更可以進行全方位保養。芳香療法 3 大主角：精油、純露、植物油，各有擅長的作用與用法，也可互相搭配使用，發揮綜效。若以精油為例，其作用很多元，不只是放鬆，還可以提振精神、淨化身心、更新肌膚角質、強健體力等等。而為了發揮不同作用，常見的用法有：擴香吸聞、製成環境噴霧、稀釋後塗抹按摩、泡澡浸浴……等多元性用法。不同用法各有擅長處，選擇時可先從以下面向來衡量最適合的用法。

｜ 使用目的 ｜

先定義想透過芳香療法解決的問題。比如想要塑身或排水，那麼塗抹按摩就是最佳用法；若要平衡情緒，吸聞並搭配冥想或本書介紹的呼吸法，效果最明顯。

｜ 欲改善部位 ｜

由問題部位來選擇精油進入人體的管道。若是呼吸道問題，適合吸聞並塗抹頸胸部；若想強健體力可考慮口服植物油；而消化道問題則可透過按摩腹部，或飲用純露改善。

｜吸收速度｜

熱可加速吸收。若單以精油進入人體的速度來看，吸聞的速度最快，但量不一定最多，因為擴香時芳香分子散布在空氣中，最終有多少被吸入是未可知的，所以可讓精油湊近鼻子，甚至將精油滴入裝滿熱水的臉盆中，再將臉部靠近吸聞，透過蒸氣攜帶芳香分子來增加吸入量。另外，塗抹按摩若在脈搏跳動處如手肘內彎，也會很快進入皮下動脈循環全身，相對地若塗抹在角質厚的部位，吸收速度則會慢一些。

｜感受｜

可搭配自我覺察，來讓療癒效果更加乘，例如：按摩本身就具安撫效果，因此可以在需要情緒安定時應用。泡澡可以快速代謝與更新，可用來搭配促進循環的配方。

相對地，若想要「神不知鬼不覺」地享受芳香療法的美好，擴香是最不影響生活作息，也較不受空間限制的應用方法。現在市面上常見隨身擴香磁扣或擴香項鍊，也可選購類似產品進行隨身擴香。

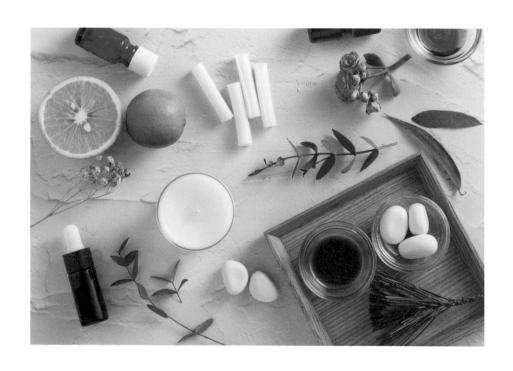

Q9 / 聽說薰衣草能助眠，為何我聞完後卻失眠？

　　精油的使用效果，與其芳香分子的組成息息相關。不同的成分種類以及種類間的比例，將帶來截然不同的療效。而精油的組成，又受到多種條件影響，其中最關鍵有二：

品種

　　芳香植物有不同的品種，也就是要辨識其植物科屬。「薰衣草」只是通俗的統稱，若從植物科屬的拉丁學名來看，就會發現「薰衣草屬」的常見精油就包含：真正薰衣草、穗花薰衣草、醒目薰衣草、頭狀薰衣草等等不同品種，他們的精油組成也不同。

　　舉例來說，真正薰衣草的成分可讓人鎮靜放鬆，而穗花薰衣草的成分卻讓人提神醒腦。

　　因此在了解精油療效之前，要先確認植物品種，若想要助眠，應該選用真正薰衣草，而不是將所有薰衣草都任意使用。

生長環境

植物生長的環境條件，將影響到芳香分子種類的組成。正如一方水土養一方人，即使是相同品種的植物，但生長於不同產地時，就可能形成不同的化學類屬（又稱為 CT，ChemoType）。

一般而言，對於同種但不同主要分子的精油，我們會將其最主要的芳香分子放在植物名稱前，比如迷迭香這個品種，生長於不同氣候環境時，就可能產生不同化學類屬：

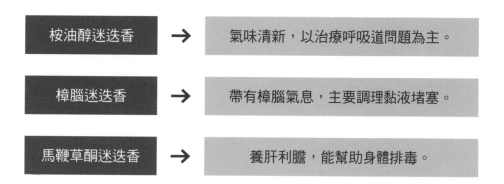

桉油醇迷迭香 → 氣味清新，以治療呼吸道問題為主。

樟腦迷迭香 → 帶有樟腦氣息，主要調理黏液堵塞。

馬鞭草酮迷迭香 → 養肝利膽，能幫助身體排毒。

因此，在挑選精油來處理問題之前，要先確認該精油的兩個「屬」字：植物科屬、化學類屬。

然而對新手來說，要完整了解植物科屬與化學類屬的概念確實比較困難，因此若要應用本書收錄之精油與配方時，建議先查閱精油介紹當中的注意事項，以確保選購的精油商品符合需求。

Q10 / 壓力大嗅聞精油有用嗎？

　　壓力與相關的身心症候群，已經成為現代文明病的主因之一。而嗅聞精油確實是極佳的情緒調理方法。但為什麼聞精油對情緒會有幫助呢？可以從兩條路徑來理解精油的吸收方式：

第 1 條路徑

　　是芳香分子跟著空氣被吸入到肺部，然後透過肺泡的微血管，進入全身血液循環中，而達成相關的生理作用。

第 2 條路徑

　　芳香分子被鼻腔中的嗅覺感受器所捕捉，然後氣味訊息被嗅覺神經傳遞到大腦。大腦有許多複雜構造來執行各種功能，其中處理嗅覺訊息的部位，因為位置很靠近下列這些構造，也影響到相關功能。

大腦處理嗅覺訊息的部位鄰近下列構造

大腦部位	功能
杏仁核	情緒中心，尤其負責強烈的情緒如恐懼，並引發應急反應，讓人立即去對抗或遠離危險。
海馬迴	與記憶有關，尤其是空間定位或情境式的記憶。
下視丘	調控全身各種功能（如內分泌、壓力荷爾蒙），並發指令給腦下垂體去執行。

　　雖然新手們可能對以上生理系統的名詞感到陌生，但相信大家一定都有過類似經驗：聞到某種氣味，突然勾起過往回憶與當時的情緒。同樣道理，若透過嗅聞某些精油，並搭配正面思考，就有機會重新改寫負面的情緒與記憶，而達到療癒效果。

　　總結來說，吸聞精油可分成 3 種層面來看：

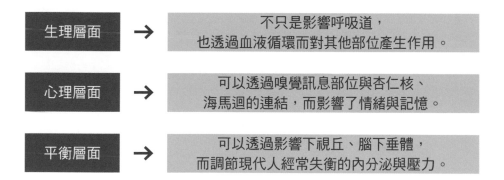

生理層面	→	不只是影響呼吸道，也透過血液循環而對其他部位產生作用。
心理層面	→	可以透過嗅覺訊息部位與杏仁核、海馬迴的連結，而影響了情緒與記憶。
平衡層面	→	可以透過影響下視丘、腦下垂體，而調節現代人經常失衡的內分泌與壓力。

　　關於精油調理情緒的應用方法，請參考 P.277。

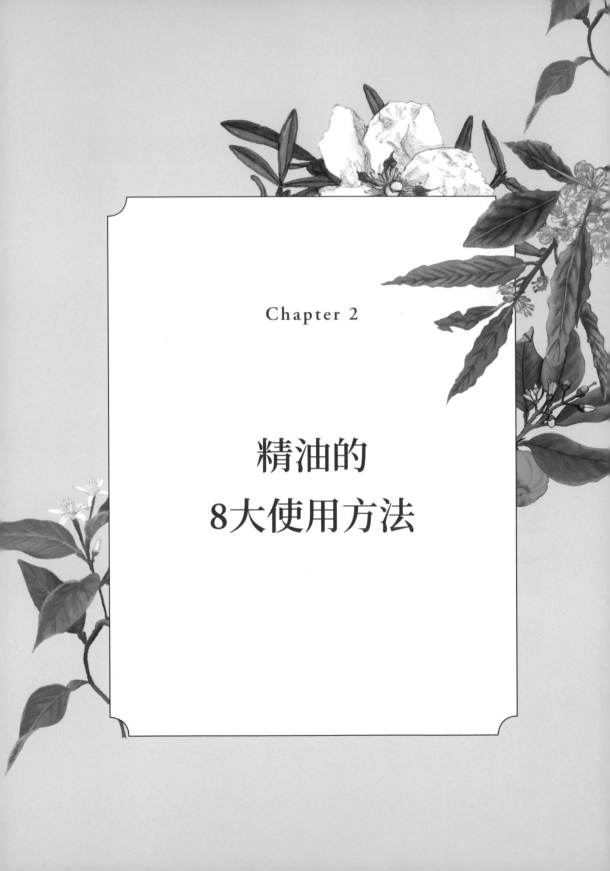

Chapter 2

精油的
8大使用方法

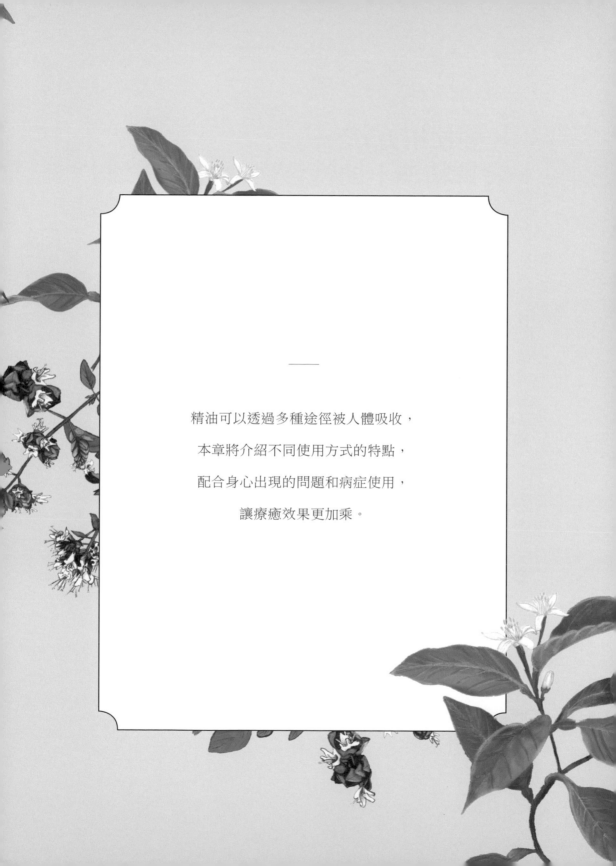

——

精油可以透過多種途徑被人體吸收，

本章將介紹不同使用方式的特點，

配合身心出現的問題和病症使用，

讓療癒效果更加乘。

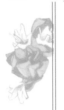

8 種使用方法，
發揮精油不同特性與效用   …

精油可以透過不同途徑進入人體，請依據目的與特性來選擇用法。
精油的使用方式可概分為 8 種。

❶ 薰香 ……………  功效／特性 ·環境抑菌。
·淨化能量。
·轉換氛圍。

❷ 泡澡 ……………  功效／特性 ·促進血液循環。
·加速新陳代謝。
·身心放鬆。

❸ 肌膚保養面油 … 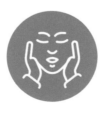 功效／特性 ·從卸妝、清潔到乳液，
　都可以用芳療產品取代。

❹ 精油耳塞 ....

功效／特性

・保養呼吸道。
・平衡神經系統。
・調理情緒。

❺ 外用治癒 ....

功效／特性

・嗅聞、塗抹、外敷,具有治療功能。

❻ 口服治癒 ....

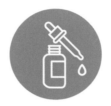

功效／特性

・口服精油危險性高,需經專業人員指導。
・純露、植物油可口服,達到整體性調理。

❼ 呼吸練習 ....

功效／特性

・可幫助我們「活在當下」,不被來自過去的憂傷和面向未來的焦慮所綑綁。

❽ 居家按摩 ....

功效／特性

・用精油調製而成的按摩油來進行按摩,具有良好的舒緩與療癒功效。可於 Chapter 3 找到相關用法。

薰香

· · ·

精油的芳香分子輕盈，可自然飄散於空氣中，若透過熱度或動力則擴散速度更快。經由吸聞途徑，可達到雙重功效（參考 P.36）。

薰香的優點是使用者無需另花時間，就讓香氣成為在背景發生作用，潛移默化地帶來正向影響力。薰香的功能包括：環境抑菌、淨化能量、轉換氛圍，並且對於呼吸、神經系統與心理情緒的作用最直接。常見的擴香器具如下。

水氧機

原本是增濕器，將水分子霧化後噴出，以避免室內過於乾燥。而精油加入其水中，香氣可跟著水霧飄散於空間，並在視覺上帶來優雅氛圍。但如果所處環境已經偏向潮濕時，就比較不建議使用水氧機。此外，若是精油較為黏稠，便可能有部分香氣無法被噴出來的狀況，使用的精油也須慎選。

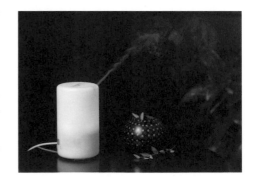

擴香石

插電後維持在 85℃ 以下的恆溫狀態，讓精油逐漸擴散到空間中。不會增加室內濕度，精油用量節省，且易清理，在更換精油前以酒精擦拭即可。非常推薦使用。

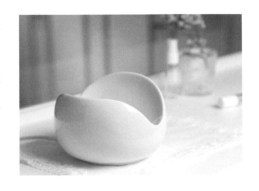

擴香儀

藉由震盪原理，將精油分散成小分子飄散於空間中。所噴出的香氣濃郁且直接，故也可靠近口鼻用來處理呼吸道問題。相對地，每次精油使用量較大，而且不適合黏稠度高的精油，可能造成堵塞。

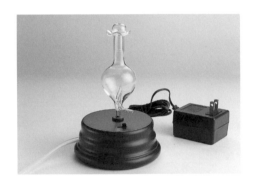

擴香項鍊、擴香磁扣

將精油滴入棉球或棉片，置入擴香項鍊或磁扣隨身攜帶。其擴散範圍較小、速度較慢，優點是隨時可享受精油芬芳、且不太影響旁人。當想改變香氣，建議更換裡面的棉球或棉片，以免氣味混淆。

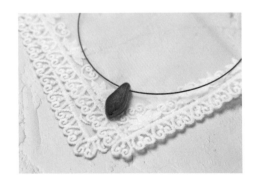

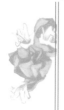

泡澡   · · ·

疲憊一天後，泡澡不僅可以放鬆身心，透過滴入不同的精油，也可針對不同的身體問題做加強。

泡澡的好處

　　泡澡的好處非常多元，如下方列點：

- 促進血液循環，將能改善血液品質，避免手腳冰冷，並可提升免疫力。
- 加速新陳代謝，有助淨化排毒，減輕身體負擔，消除水腫或淤滯問題。
- 熱度讓皮膚汗腺舒張，有助於排出原本堵塞體表的髒汙，改善肌膚狀態。
- 熱度也能放鬆神經系統，提升睡眠品質。
- 水的浮力可讓身體暫時減輕重力，而舒緩肌肉關節的痠痛與壓力。
- 水也有助於淨化能量，轉化氣場，平衡情緒。

泡澡的基質怎麼挑？

　　精油與水並不相溶，需要加入「分散劑」讓兩者均勻混合。天然分散劑有下列幾種選擇：

❶ 葡萄酒、威士忌等酒精類。

❷ 全脂牛奶等乳狀類。

❸ 天然海鹽或黑糖，因為它們及所含礦物質在溶解時，順帶將芳香分子稍微分散至水中。

以上天然分散劑，要先與精油混合均勻後，再倒入浴盆的熱水中。

不過，天然分散劑畢竟難以將精油與水百分之百完全均勻混合，調和後仍可能分層，當肌膚瞬間接觸精油層時便可能受到刺激。

因此，我們可以先將精油與植物油調製成按摩油，塗抹在身體上，然後再去泡澡，就不需要在水中大做文章。因為皮膚的油水狀態有助於抓住精油的芳香分子，也可以透過水的熱力，加強芳香分子的吸收。

家裡沒有浴缸的替代方案

可以使用臉盆或小型浴桶，裝入溫熱水。再將按摩油塗抹於欲調理的身體局部，例如：雙腳、雙手、臀部。然後將其浸泡於溫熱水中，進行局部浸浴。

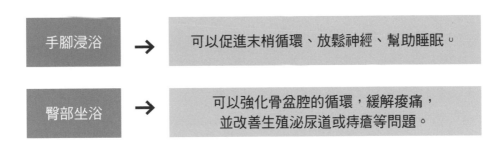

| 手腳浸浴 → | 可以促進末梢循環、放鬆神經、幫助睡眠。 |
| 臀部坐浴 → | 可以強化骨盆腔的循環，緩解痠痛，並改善生殖泌尿道或痔瘡等問題。 |

另外，可以善用淋浴的道具，將蓮蓬頭的水柱，規律地以手腳末梢朝向軀幹的方向，對著身體的局部進行噴灑。在以溫水沖刷按摩之際，也可以改善血液淋巴循環。

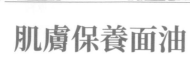

肌膚保養面油

...

使用精油、純露、植物油製成的保養品，好處是除了成分單純，
也可以捨去多道保養工序，節省時間。

一般的肌膚保養流程

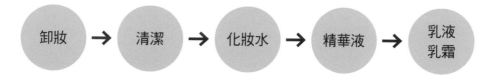

卸妝 → 清潔 → 化妝水 → 精華液 → 乳液乳霜

　　以上每一個步驟，全都可以改用芳療產品來取代。卸妝可用植物油
（如：橄欖油），清潔可用精油手工皂，化妝水可用純露，精華液可用精
油與植物油調製的按摩油來加強滋養，乳液或乳霜則可將芳療 3 主角經過
均勻乳化後調製而成。

　　接下來，我們就更進一步認識這些芳療產品的各種應用方式吧！

芳療保養品 ❶ **化妝水：可用純露與油露取代**

純露：適合所有膚質

　　在臉部清潔後，通常我們會先使用化妝水。其功用是：

1. 保濕肌膚　2. 收斂毛孔　3. 潤澤角質

化妝水也會讓後續保養品更易被推勻與吸收。以上作用，純露通通具備，而且更天然、無負擔。純露的主要芳香成分是有機酸，很符合皮膚的弱酸性，能發揮獨特的舒緩鎮靜效果。

要用純露代替化妝水，使用方式很簡單：

如何使用純露代替化妝水？

STEP 1	STEP 2

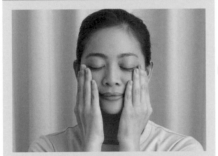

在洗完臉後馬上噴灑純露，再以雙手指腹輕柔推勻，等它自然被吸收即可。

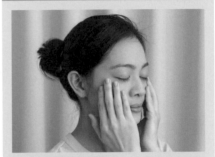

若等待時覺得無聊，可以加上手指如彈奏鋼琴般輕彈臉部，幫助純露更快被吸收。

進階用法 1	進階用法 2

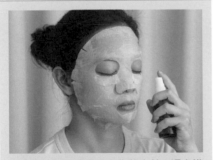

純露除了單純噴灑作為化妝水外，還有進階用法。由於純露中的酸性物質，可軟化與代謝角質，因此可用紙面膜沾濕純露，敷在臉上約 10 ～ 15 分鐘，過程中可用噴瓶持續補充純露，避免紙面膜乾掉。

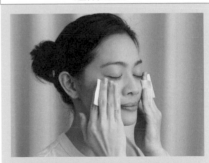

也可用化妝棉沾滿純露後，順著臉部肌肉紋理輕柔推滑，達到溫柔去角質的效果。

油露：適合受損肌膚

　　若是受損肌膚（如濕疹、嚴重過敏）需要芳香療法的修護效果，但又不宜執行太多保養步驟而增加刺激，非常推薦使用油露。它可直接取代化妝水、精華液、乳液這 3 步驟，一口氣為肌膚帶來全方位滋養。

油露	=	化妝水	+	精華液	+	乳液

油水混合最佳比例

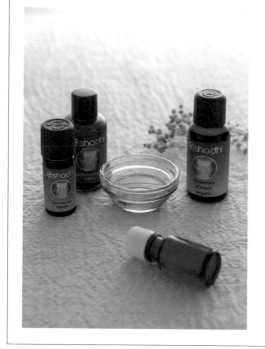

$$1 : 3$$

植物油　　　　純露

為了模仿人類肌膚的「油水平衡」狀態，我們通常會將植物油與純露以 1：3 的比例混合。先依據肌膚問題來選擇哪種純露與植物油後，再以上述比例混加後裝入噴瓶。因為**油水並不相溶，油露在每次使用前需要搖晃均勻**，然後在臉部清潔後噴上即可。

油露的親膚性極高，使用起來又非常方便，故也是十分理想的「懶人保養法」！適合推薦給想要簡化保養流程的人。

芳療保養品 ❷ **面油與身體調油**

　　以精油與植物油調製而成的面油，可以取代保養步驟中的精華液、乳液及乳霜。

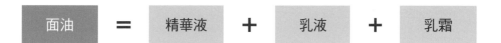

面油　＝　精華液　＋　乳液　＋　乳霜

　　在調製面油或身體按摩油時，建議參考以下注意事項：

❶ 氣味調性

　　調製面油或肩頸胸部按摩油時，因為使用部位很靠近鼻子，選擇精油時要顧慮到使用者對於氣味的偏愛，或多使用大眾覺得宜人的香調（例如：花香類）為主角，並留意調香的豐富層次，來培養使用者的用油習慣。

❷ 避開光敏性

　　用於接觸陽光的部位或敏感肌膚時，要避開具光敏性（例如：柑橘類果皮）與刺激皮膚的精油，以免造成黑色素沉澱，或局部的紅腫不適。

❸ 依據膚質挑選

　　必須根據使用者的膚質，來挑選不同作用的植物油，例如乾性膚質適合甜杏仁油、油性膚質適合荷荷芭油等。為了整合各植物油的優點且平衡缺點，也可將植物油混和成複方，例如：玫瑰籽油＋甜杏仁油，前者比例可少些，如此將兼具滋養／修復作用，整體質地也不會過於厚重，以減少肌膚負擔。

❹ 關於精油濃度

　　1 滴精油約為 0.05 毫升。由於本書中介紹的 20 種精油都相對安全，因此配方中的面油濃度大約 3%，身體按摩油大約 5%。使用者若屬於敏感肌，或者想要選擇本書以外其他精油加入配方時，建議可降低濃度，同時參考其他進階芳療書籍，了解更多精油的特性，避免對肌膚造成傷害。

❺ 使用方式與頻率

　　這兩點至關重要。面油通常是在洗完臉且噴上純露之後使用，可早晚各 1 次，而早上的面油用量宜少，以不影響上妝為原則。身體按摩油，則依症狀來調整，可能從每日 1 次～每半小時 1 次。

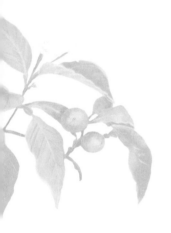

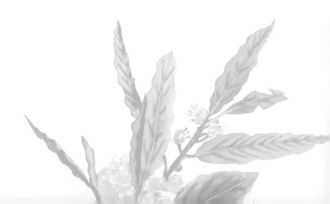

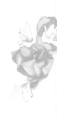

精油耳塞　　• • •

耳朵裡神經遍布，因此可以透過適當的按摩手法或精油調理，刺激經絡，達到舒緩之效。

耳朵是人體反射區，也是耳鼻喉通道的開口，而從中醫角度，有許多條經絡環繞著耳朵，因此耳部是影響人體作用的關鍵部位之一。

將精油稀釋植物油後應用於耳朵，可達到刺激經絡能量與反射區的效果，對於保養呼吸道、平衡神經系統，以及整體情緒調理都很有幫助。但也要留意耳道皮膚比較敏感，不要選用刺激性強的精油，用油濃度也須留意。

STEP 1

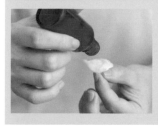

將精油與植物油調製成按摩油，濃度約1%～3%（10毫升植物油中加入2～6滴精油），再取一小團棉花（或衛生紙團），將數滴按摩油滴入其中。

STEP 2

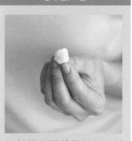

如包餃子般稍微塑形、讓按摩油不要大量出現於棉花表面。

STEP 3

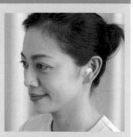

接著放在耳朵的洞口，不用塞入耳道裡面。停留約1小時後即可取出。

注意事項：若過程中感覺耳道乾癢，可提早取出，再用少量純植物油滋潤耳道，並於下次使用時降低配方的精油濃度。

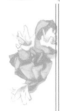

外用治癒 ...

除了芳香作用外，精油也有一定的治癒性療效，讓我們細數以下的外敷用法。

外用治癒的 3 種用法

　　精油的應用很多元，除了前面提過的用法之外，以外用的方式，也有很不錯的療癒功效。

　　而外用的方式有：嗅聞、塗抹、外敷（乾敷、濕敷）等等。

嗅聞

　　作用與特性很類似「薰香」（請參考 P.42），但更為積極主動，不是將香氣當背景，而要花 5 ～ 10 分鐘專注其中。適合用來處理呼吸道、心理情緒，或神經系統的問題。

　　建議使用方式包含：

1. 嗅聞瓶口
2. 氣流式嗅聞
3. 塗抹式嗅聞

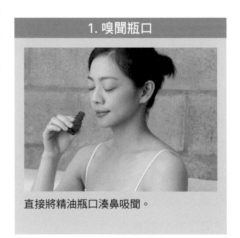

1. 嗅聞瓶口

直接將精油瓶口湊鼻吸聞。

2. 氣流式嗅聞

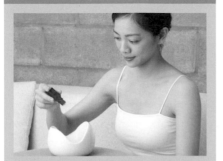

將精油加入擴香石／擴香儀中，或是滴入熱水中，再靠近吸聞。

3. 塗抹式嗅聞

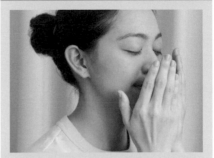

精油加上植物油稀釋後，塗抹在鼻頭附近或鼻腔內部。或將沾滿香氣的雙掌貼近臉頰，閉眼沉澱一會兒。

塗抹

　　作用與特性很類似「身體按摩油」（請參考 P.73），但局部使用於患處。可以稍微提高精油濃度（如 2 倍），並增加使用頻率。遇到緊急狀況時（如感冒來襲），可以每半小時～ 1 小時塗抹 1 次，或者直接使用特殊純精油（如創傷、瘀扭傷，可用岩玫瑰、永久花），把握緊急處理的關鍵時間。

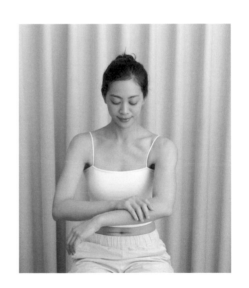

外敷

外敷，是藉由覆蓋原理來提高芳療效果，根據使用方式與療癒目的不同，可以分成乾敷與濕敷。

乾敷

通常使用精油配方且較適合熱敷，熱力促進局部循環與精油吸收。溫熱乾敷的時間大約 10 ～ 20 分鐘。適合用來處理肌肉痠痛、風濕關節問題，以及調理右側肋骨的肝臟對應區等。

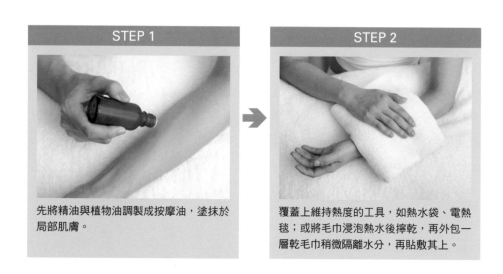

STEP 1	STEP 2
先將精油與植物油調製成按摩油，塗抹於局部肌膚。	覆蓋上維持熱度的工具，如熱水袋、電熱毯；或將毛巾浸泡熱水後擰乾，再外包一層乾毛巾稍微隔離水分，再貼敷其上。

濕敷

其質地可以分為純水狀、水油狀，以及泥膏狀。這 3 種操作方法皆有添加純露，所以濕敷可處理的症狀多半呼應純露特性，用來消炎、鎮靜、收斂，以及潤澤。由於水分容易降溫，即使剛開始是熱敷、但沒多久就溫度下降變成涼敷，所以濕敷通常不太強調溫度。

以下介紹 3 種敷體質地之間的差異：

✍ 純水狀

全部由純露所調和，將化妝棉、紗布或面膜紙浸濕純露後，敷在局部肌膚上，如：眼睛疲勞、皮膚過敏、曬傷，或者臉部保養。

✍ 水油狀

即先前提過的「油露」（P.48）。材質是純露與植物油，前者比例較多。人類肌膚是油水平衡的狀態，如果密集地單用純水性濕敷較長時間，可能會覺得皮膚變乾，故加入植物油。油露適合在需要長時間鎮靜皮膚的狀況使用，如：濕疹、嚴重過敏，以及紅腫癢痛等。

✍ 泥膏狀

是美容保養常用的面膜或敷體。由於保濕力較高，臉部停留時間約為 10 ～ 15 分鐘，應用在身體部位可延長至 15 ～ 30 分鐘，時間到了後再卸除敷泥。泥膏狀敷體的材料很多元，芳療 3 主角都上場亮相，可針對療癒目的選用，所以很適合調理身心相繫的失衡問題，或帶來整體性滋養。

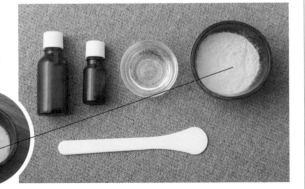

材料

· 粉劑
（如高嶺土、白芷粉）3匙
· 純露 2 ～ 3 匙
· 植物油 0.5 匙
· 精油 數滴

作法：上述比例只是基本架構，請再依據所選材質、療癒目的、肌膚狀況來調整；調製為泥膏狀後，敷在臉部或需調理的身體部位。

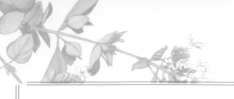

口服治癒 · · ·

口服精油的危險性較高，要注意的細節很多，建議由專業人員提供指導，因此居家芳療不建議口服精油。

口服純露

　　純露的主要芳香分子是「有機酸類」。看到這名詞可能很難想像，但在廚房中常見的另一種有機酸類是「天然釀造醋」，而在「水果酵素」中也含有有機酸，相信大家都不陌生。

　　因此，純露雖然芳香分子含量低，但大多略帶酸味，口服時就像酵素一樣，也能帶來整體性作用，有助於調理體液平衡，並且促進新陳代謝。

　　建議在 250 毫升的溫熱飲用水中，加入 5 ～ 10 毫升純露，每日 3 次。或者可在 1 公升飲用水中加入 15 ～ 30 毫升純露，於 1 天中喝完。若遇到緊急症狀，可以再提高用量與頻率。

口服植物油

　　植物油除了可提供熱量、補充營養素之外，必需脂肪酸更是人體新陳代謝不可缺少的物質。補充植物油可以提供人體必備材料，來修護細胞膜與神經元，並且製造出足量且健康的荷爾蒙。因此，遇到內分泌、生殖或神經系統的失衡問題時，芳療師通常會建議要額外補充植物油。每日口服約 5 ～ 30 毫升，可以分次（如早晚各 1 次），空腹服用。

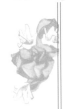

呼吸練習 • • •

除了前述使用方法外，也能搭配呼吸練習，對於長期精神壓力和
緊繃情緒都更有助益。

　　在漫畫《鬼滅之刃》中，掌握呼吸便是啟動超乎常人力量的關鍵。有
意識地控制呼吸節奏，也能幫助我們脫離繁雜的日常瑣事，把注意力拉回
自己的思緒。時下流行的正念冥想（Mindfulness Meditation），便是透過
呼吸練習，幫助我們「活在當下」，不被來自過去的憂傷和面向未來的焦
慮所綑綁。

　　進行呼吸練習前，我們可採取舒服坐姿，接著將脊椎挺直、下巴微微
後收，雙腳穩穩踩在地面上，接著進行呼吸練習，至少進行 10 個循環。
躺在床上雖然肢體更加放鬆，但對初學者來說容易睡著，便失去了呼吸練
習的效果。

　　芳香療法的療癒力主要來自於芳香分子，因此搭配呼吸練習便能發揮
其強大療癒力。節奏緩慢的呼吸練習，有助於安撫過度亢奮的交感神經，
適合搭配各種具有紓壓效果的精油，如：真正薰衣草、天竺葵、甜馬鬱蘭、
岩蘭草……等等。可將精油稀釋後塗抹於胸口，或者直接嗅聞精油瓶，幫
助調理情緒。

　　面對長期的精神壓力，使用呼吸功法搭配想像練習，也能夠快速幫助
我們轉念。本書中介紹的每一支單方精油皆搭配了不同的「轉念呼吸法」，

建議芳療初學者在認識香氣時，無論你是否遭遇到情緒方面問題，都仍可搭配呼吸法演練，親自感受香氣的療癒力。

建議的呼吸節奏

在呼吸練習當中，呼吸的節奏也是非常重要的。初學者在剛開始練習時，進行秒數或拍子的數算，可幫助練習者更快進入靜心狀態，也能自我督促，維持固定的呼吸頻率。經常應用於呼吸練習的頻率有 3 種，分為平衡呼吸、三角呼吸、7-11 呼吸。

平衡呼吸

方法：吸吐的秒數與節奏相同，為了方便數拍子，一般會以「吸吐各 4 秒」或「吸吐各 8 秒」作為練習的起點。

功能：平衡呼吸是為了專注在呼吸之上，在練習時間更長之後可將慢慢呼吸的動作內化，因此經常用於「回到自身感受」、「覺察自我」的情境中。

次數：吸吐進行 5 個循環。

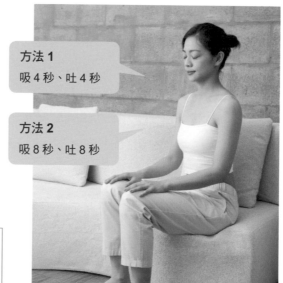

方法 1
吸 4 秒、吐 4 秒

方法 2
吸 8 秒、吐 8 秒

三角呼吸

✍ 三角呼吸

方法：在吸吐 2 個動作之間，加上憋氣環節，目的是加強呼吸深度，強化吸氣時對吸入氣味的意識。

功能：通常應用於初次感受精油氣味，或精神萎靡需提振精神的時候。

次數：吸吐進行 5 個循環。

✍ 變形三角呼吸

方法：吐氣時間為吸氣時間的 2 倍（如吸 4 秒、憋 4 秒、吐 8 秒）。

功能：適合用來止痛。

次數：吸吐進行 5 個循環。

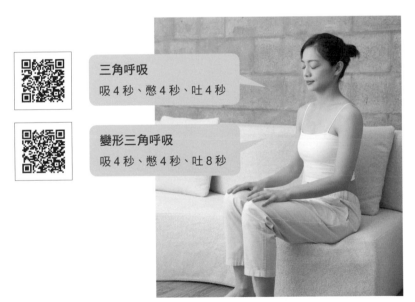

三角呼吸
吸 4 秒、憋 4 秒、吐 4 秒

變形三角呼吸
吸 4 秒、憋 4 秒、吐 8 秒

7-11 呼吸

方法：顧名思義便是「吸氣 7 秒、吐氣 11 秒」的呼吸法。

功能：由於數字畸零，呼吸練習者必須更有意識地呼吸。也因吸吐秒數較長，適合呼吸短淺的人練習，幫助自己逐步擴大肺活量，並在深長的呼吸循環中慢慢放鬆身心。適合性格急躁或容易焦慮的人來練習。

次數：吸吐進行 5 個循環。

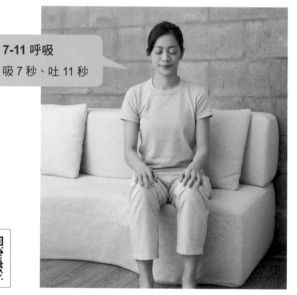

除了上述 3 種節奏之外，練習者也可以搭配各種秒數組合，來測試最適合自己的呼吸頻率。

呼吸要用「鼻吸嘴吐」，或者「鼻吸鼻吐」？

掌握了呼吸節奏之後，便可以來比較「鼻吸嘴吐」與「鼻吸鼻吐」之間的差異。

✍ **鼻吸嘴吐**

方法：首先演練鼻吸嘴吐，可以選擇上述
　　　任一呼吸節奏進行 5 個循環。

功能：是否感覺吐氣的瞬間肩膀較為輕
　　　鬆？整體精神也較舒暢？正如壓力
　　　大時人們總是會不自覺嘆氣，鼻
　　　吸嘴吐的呼吸法，主要效果便是放
　　　鬆、紓壓。

次數：吸吐進行 5 個循環。

TIPS：較適合搭配吸 4 秒、吐 8 秒的變形
　　　三角呼吸，或時間較長的 7-11 呼
　　　吸法。

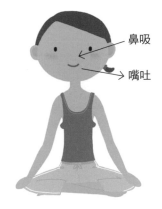

鼻吸
嘴吐

| 效果 |
放鬆、舒壓。

✍ **鼻吸鼻吐**

　　同樣的，以鼻吸鼻吐選擇任一呼吸
法，進行 5 個循環後，我們會發現鼻吸鼻
吐的呼吸聲相對較小，身體跟著呼吸移動
的幅度較少，因此適合需要集中專注的時
刻搭配平衡的呼吸節奏，創造有利於自我
覺察的心靈空間。

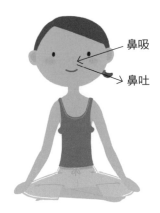

鼻吸
鼻吐

| 效果 |
集中專注、自我覺察。

Chapter 3

肯園按摩師親授！
居家按摩超Easy！

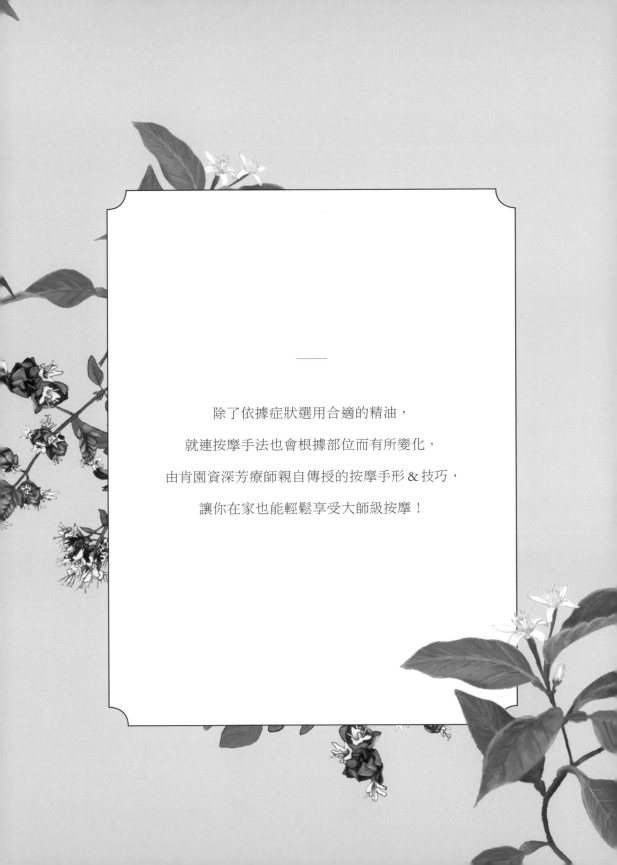

除了依據症狀選用合適的精油，

就連按摩手法也會根據部位而有所變化，

由肯園資深芳療師親自傳授的按摩手形＆技巧，

讓你在家也能輕鬆享受大師級按摩！

身心症狀適用的按摩部位 ...

依據不同的症狀，適合按摩的部位也會有所不同，以下將會一一介紹。

身體的對症按摩部位

按摩是人類的原始本能，當身體出現疼痛時，很自然想去揉捏或觸碰。此外，若是目睹他人的痛苦與不適時，給予具有安慰意義的觸碰（如搭肩或擁抱），也是許多人第一直覺。若能以精油調製的按摩油，來搭配按摩與觸碰的療癒力，可使治療效果更加倍。至於施做按摩或塗油的部位，則有下列幾種選擇標準：

症狀的就近區域

精油可透過皮膚吸收，因此在出現不適症狀的器官組織之體表區域塗油按摩，可讓精油以最短距離進入血液循環且被組織吸收。例如：養肝用油可塗抹在右邊肋骨區域，呼吸道用油則可用於胸口與喉嚨部位等。

症狀相連或相對的部位

某些症狀不宜按摩，可改成塗油在周圍區域，讓精油透過循環仍可達到效果，比如治療開放性傷口時，將精油塗抹於傷口周圍的效果並不亞於

直接把精油塗抹於傷口上。

　　另外，人體結構為維持平衡，會產生不同的拮抗作用。如負責前屈與後彎的肌肉群彼此牽制時，我們才能直立站穩。而出現病兆的部位有時並非問題根源，拮抗部位過度緊繃才是疼痛主因，這時就要按摩相對應的位置。例：落枕時，疼痛一邊只能塗油不宜按摩，不痛的另邊才適合按摩。

人體反射區

　　包含腳底、手掌，以及耳朵。這些末梢部位會與全身狀態對應、並相互影響，故在反射區進行按摩，對於真正病灶也會有幫助。

穴道與經絡

　　穴道與經絡是呼應器官狀態的能量點與能量線，於其上施做按摩，將可達到平衡身心的功效。

　　若想深入了解經絡與穴道的精準位置，可再參考相關書籍。不過，在進行芳香按摩時所接觸面積的寬度、通常是大於經絡線，而手部與腿部又是相對較少禁忌、且比軀幹更易上手的部位，所以建議新手若能記得經絡在四肢的相對位置，通常就蠻足夠。

12 經絡在四肢的相對位置

分布部位	陰		陽	
手	肺經	手部的內側、偏前線	大腸經	手部的外側、偏前線
	心包經	手部的內側、偏中線	三焦經	手部的外側、偏中線
	心經	手部的內側、偏後線	小腸經	手部的外側、偏後線
足	脾經	腿部的內側、偏前線	胃經	腿部的外側、偏前線
	肝經	腿部的內側、偏中線	膽經	腿部的外側、偏中線
	腎經	腿部的內側、偏後線	膀胱經	腿部的外側、偏後線

臨床上也發現經絡系統不只能處理生理症狀，還可調理情緒問題。雖然對新手來說，經絡系統較為複雜，但依然可參考下列正／負面情緒對應的經絡，取按摩油塗抹於整條經絡，或選其中一穴點按壓 2 分鐘以上。

　　舉例來說，如果覺察到近日有焦慮不安、優柔寡斷等負面情緒時，可從下列的經絡與情緒對照關係，找到所呼應的是「膽經」，然後調油按摩腿部的外側、偏中線位置。如果沒有負面情緒，但想要多強化正面情緒或人格特質如果敢、清明等，也可以按摩膽經。簡言之，想要提升某類正面情緒、或降低某類負面情緒，皆可找到對應經絡來按摩。

* 註：以下經絡圖標示了個別經絡的起始與終點穴位。

12 經絡對應的正面／負面情緒

肺經

· 正面情緒：活力、自如、樂觀
· 負面情緒：悲傷、抑鬱、失落

中府

少商

大腸經

· 正面情緒：彈性、暢快、開朗
· 負面情緒：懊悔、頑固、防衛

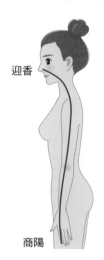

迎香

商陽

心包經

· 正面情緒：欣快、自在、淡定
· 負面情緒：壓抑、偏執、起伏

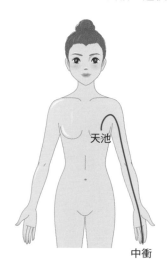

天池

中衝

三焦經

· 正面情緒：輕鬆、和諧、適應
· 負面情緒：緊張、混亂、失控

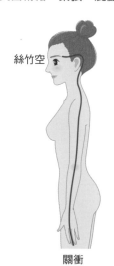

絲竹空

關衝

心經

· 正面情緒：歡喜、寬恕、開放
· 負面情緒：創傷、封閉、仇恨

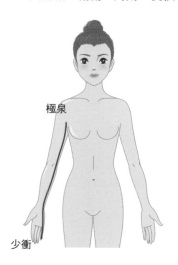

極泉

少衝

小腸經

· 正面情緒：悲憫、平和、轉念
· 負面情緒：哀愁、羞愧、脆弱

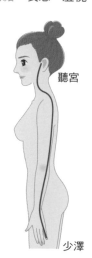

聽宮

少澤

脾經

- · 正面情緒：無私、信任、自尊
- · 負面情緒：思慮、抱怨、自貶

胃經

- · 正面情緒：接納、誠實、豁達
- · 負面情緒：擔憂、躁動、強忍

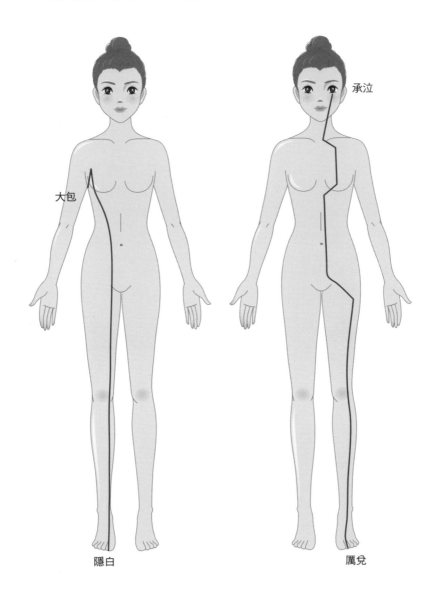

大包

承泣

隱白

厲兌

肝經

- 正面情緒：積極、謀慮、運籌
- 負面情緒：憤怒、指責、受挫

膽經

- 正面情緒：果敢、公正、清明
- 負面情緒：焦慮、優柔、顧忌

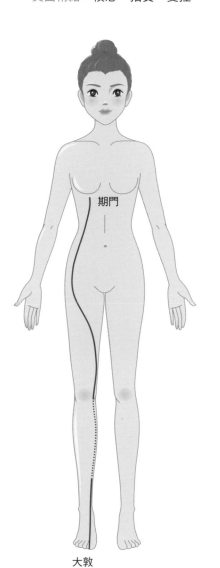

期門

大敦

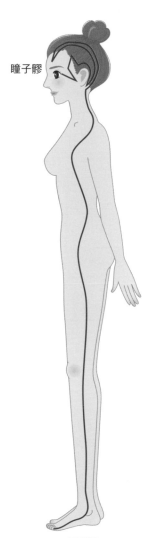

瞳子髎

足竅陰

腎經　　　　　膀胱經

- 正面情緒：勇氣、機敏、豐沛　　・正面情緒：奮發、磊落、安全
- 負面情緒：恐懼、懷疑、絕望　　・負面情緒：消沉、猶豫、畏怯

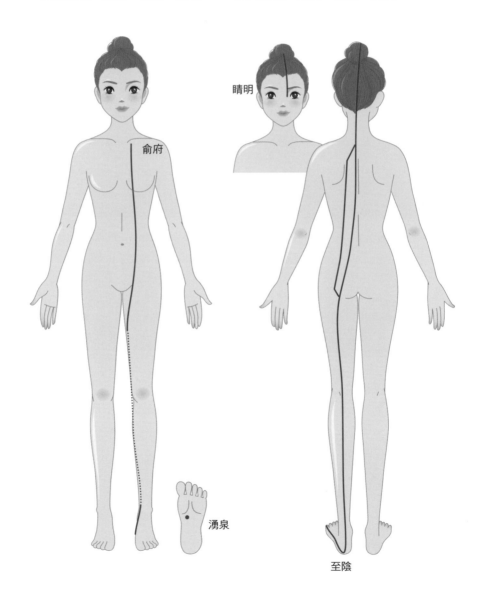

晴明

俞府

湧泉

至陰

精油按摩前要知道的事 ･･･

完善事前準備和針對症狀調製按摩油，再搭配按摩手法，更能達到事半功倍的效果喔！

　　雖然按摩的療癒力極佳，但在為親朋好友進行按摩前，建議遵循以下事前準備及注意事項，以完整發揮按摩的療癒品質。

按摩的注意事項

❶ 事前諮詢

　　在實際進行按摩前，建議先了解被按摩者的身心狀態、想處理的問題（生理或情緒層面）、是否曾對精油過敏、對氣味的喜惡，以及對於此次按摩的期待。這些資訊將有助於選擇精油調製按摩油，並調整施做按摩的細節。

❷ 空間與時間的隱密性

　　施做按摩的空間要獨立隱蔽，不要有其他人進出，否則會讓被按摩者難以放鬆。也建議在按摩前約定雙方都將手機關靜音，暫時排除所有雜事，全心享受當下。

❸ 整體氛圍的營造

選擇合適的燈光，並配合按摩手法的節奏，挑選風格吻合的音樂。

❹ 按摩的風格與節奏

建議因應被按摩者的需求與喜好來調整，若是被按摩者希望放鬆身心，按摩手法的速度就要緩慢；相對地，帶來激勵感的按摩風格則可以輕快有活力；若是促進淋巴引流的按摩，節奏則須綿密又深長。

❺ 按摩前先提高體溫

在正式療程前，先讓被按摩者泡腳或進行局部熱敷，可以促進血液循環、放鬆肌肉與神經，也可以讓精油吸收效果更好，按摩更省力。

❻ 注意保暖

人們在放鬆時，體溫會微降，所以一定要做好保暖，不要讓裸露的肌膚直接吹到冷空氣。空調的溫度設定，請以被按摩者的角度來考量，施作者即便按摩做到汗流浹背，也要尊重被按摩者的主觀感受。

❼ 給予安全感

覆蓋在被按摩者身上的毛巾或薄被，觸感要輕柔，並能全面性包覆。掀開毛巾的技巧也要熟練，不要讓被按摩者有身體曝光的疑慮，也同時避免冷風灌入。

❽ 按摩後的分享與記錄

在按摩結束後，我們也可以請被按摩者回饋分享，並且提供後續芳香保養建議。最後建議施作者可以留下詳細紀錄，包括被按摩者的身心狀

況、按摩時觀察、按摩後回饋等，以供日後有任何狀況時可立即查找。

自製按摩油

按摩油的調製，請參考 P.53〈外用治癒‧塗抹〉的段落，並留意下列幾點事項：

❶ 先熟悉不同植物油的觸感與質地

塗抹相對簡單，無需考慮太多，但按摩將經歷一段時間，因此所選用的植物油需要有一定的延展性，如果該植物油太快被皮膚吸收，則不適合用於長時間且大範圍的按摩。

❷ 重視植物油的品質

按摩的用油量較多，千萬不要因省錢或心疼而使用廉價劣質的植物油，不只對皮膚沒有助益，整體療癒效果也會大打折扣。

❸ 準備按摩油的份量

全身按摩約須 10 ～ 20 毫升的按摩油，半身或局部（如雙腿或背部）按摩約須 5 毫升，臉部約 3 毫升。建議按摩前先調製基本份量，再依被按摩者肌膚的吸油程度來調整。

❹ 按摩油的精油濃度

如果要用途廣，可先以安全性高的低濃度來調製，遇到需加強的部位時，再增添幾滴精油以提高濃度；相對地，若被按摩者覺得刺激皮膚時，要立刻補充植物油塗抹其上，以降低濃度。所以按摩時建議另外準備加強

版的純精油、以及稀釋用的純植物油，以方便根據被按摩者的反應來調整
濃度。

❺ 精油的選擇

　　選擇精油時要能兼具「身心功效」與「嗅覺美感」。假如你目前調香
經驗尚少、還沒把握調出「好用又好聞」的按摩油時，可以先分成 2 瓶：
功效型及美感型。

依照需求挑選精油

精油類型	訴求	適宜按摩部位
功效型	作用取勝，按摩遠離鼻子的身體部位	如背、腹、臀，以及腿部
美感型	氣味好聞，以按摩靠近鼻子的身體部位	如肩、頸、頭，以及胸部

＊也可針對被按摩者的症狀需求，參考 Chapter 5 身心療癒全方位手冊來調製按摩油。

按摩 6 種基本手形 ...

使用精油按摩，最重要的就是手形的運用，藉由搭配不同的按摩
方法與手形，讓身體的各處肌肉都能得到最深層的呵護與放鬆。

① 握持

五指併攏，將整個手掌平貼在被按摩部位，維持一段時間。
此動作可藉由掌心的溫暖支持，而達到平靜或撫慰的效果，適合用於按摩的最
開始與結束時。另外，遇到不宜按摩的情況（如疼痛），可在塗油後只做握持
動作。

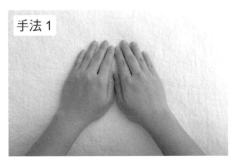

手法 1

被按摩部位比較平坦時，則雙手並排、五指自
然併攏，平放其上。

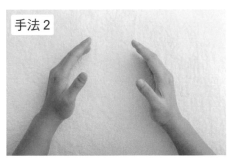

手法 2

被按摩部位比較立體時（如頭部），則雙手相
對，有如抱住籃球般。

② 撫滑

五指併攏，將全手掌緊貼著被按摩部位，然後緩慢地滑行移動。
此動作可以促進循環，帶來流動感。例如：淋巴引流時，撫滑的移動方向是單行道，朝向心臟的方向。另外，腹部的撫滑動作則要因應腸道方向，順時針地繞大圈。以下示範幾個較常用的撫滑手式。

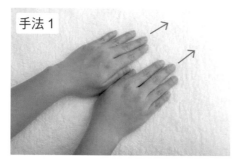

手法 1

雙手緊密貼合其上，平行移動，速度宜慢。

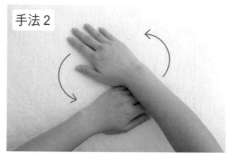

手法 2

雙手挪動時有如滾動的車輪，交替打圈並前進。

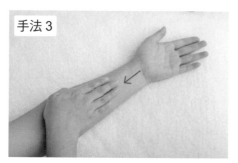

手法 3

淋巴引流，單行道往心臟方向撫滑。

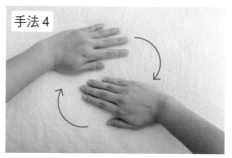

手法 4

腹部的撫滑動作要因應腸道方向，採順時針繞大圈。

③ 按壓

以拇指指腹為施力點，緩慢下壓，停留一會兒，再緩慢放輕。

此動作是藉由垂直下壓的力道，促使被按摩部位的肌肉放鬆。施作按壓時很重要的是要掌握力道與節奏，力道不要超過該部位所能負荷，也不要太快速施壓，兩者都會讓身體受到驚嚇，肌肉反而變得緊繃。

在放輕力道時也要速度緩慢，不要一下子就離開。因此可以在內心搭配呼吸數拍子，例如：下壓 4 拍，停留 4 拍，放輕 4 拍，慢慢練習穩定的按壓頻率。

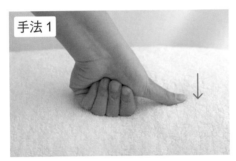

手法 1

以拇指指腹為施力點，緩慢下壓。

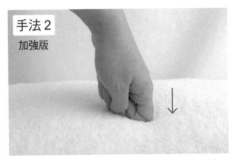

手法 2
加強版

可將原本拇指指腹替換成食指的指關節端點，可讓力道更強勁直接。

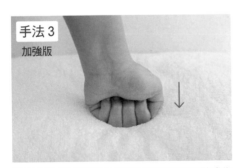

手法 3
加強版

將原本拇指指腹替換成四指的指關節端點或指關節面，也是讓力道更強勁直接的一種。

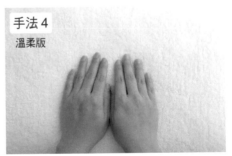

手法 4
溫柔版

若被按摩者比較害怕疼痛，也可改用溫柔版動作，換成整個手掌來按壓，更具穩定與包覆感。

④ 揉圈

若在拇指按壓時遇到深層肌肉有糾結之處，可再加上繞圈的動作，以分散單點肌肉壓力的方式，來揉開糾結處。

另外，肌肉較細緻的部位，如頭頸部，也很適合揉圈動作，可以張開虎口，讓拇指與四指分列於頸部兩側，邊施力邊打圈。

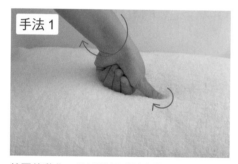
手法1

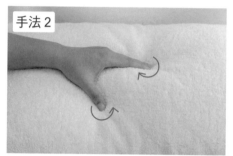
手法2

繞圈的動作，是以整個手臂來帶動，而不是單靠拇指轉圈，因為後者較容易受傷。

張開虎口，讓拇指與四指分列於頸部兩側打圈。

⑤ 抓捏

張開虎口，讓拇指與四指有如夾子的兩側，然後抓捏起肌肉，再鬆開。

這個動作有如拉彈橡皮筋，目的是讓肌肉恢復柔軟彈性，尤其適合用於肩膀、腿部等部位。

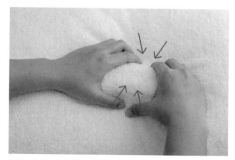
讓拇指和四指抓捏肌肉。

❻ 拍擊

五指併攏，手掌面稍微彎曲、彷彿掌心有空間可放入 1 顆鳥蛋，以此空心掌的手形，緩慢輕柔地拍打。

此動作可以藉由拍擊的振動效果，來促進循環或達到大面積的活絡與放鬆，適合用於大肌肉群的部位，例如：臀部、大腿等。

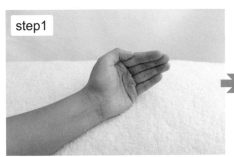

step1

五指併攏，手掌面微微彎曲。

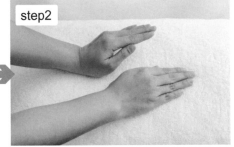

step2

以此空心掌的手形，緩慢輕柔地拍打。

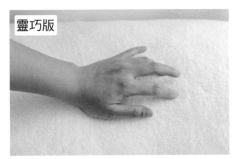

靈巧版

另外也可練習靈巧版拍擊。五指自然放鬆張開，五個指腹為接觸面，有如彈琴般，五指一起或交替地輕彈，尤其適合用於臉部或頭皮。

臉部按摩 . . .

人的臉上分布許多關鍵穴道，除了基本按摩，也可以透過按壓穴道以促進新陳代謝。

前置準備

純露少許、按摩油 1 罐、毛巾 1 條、臉盆 1 個、熱水 1/3 盆

Step❶ 臉部保濕

臉部肌膚在含水量足夠時是最容易按摩的，所以自覺臉部過乾者可以先噴上純露，或在洗臉沐浴後再來按摩。

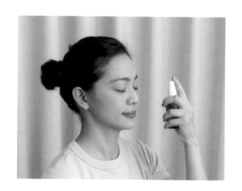

Step❷ 塗抹按摩油

以四指撫滑的動作，將按摩油均勻塗抹在臉上。

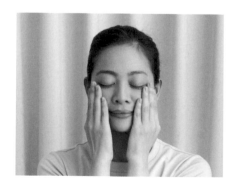

Step③ 臉部淋巴引流

使用四指或手掌的撫滑動作，方向是由臉部中央線往左右滑行，結束在耳朵前方。可將全臉分成好幾道路徑來進行撫滑。

請留意！按摩時要小心避開眼睛；撫滑時不要過度拉扯臉皮，而且要有往上拉提的感覺，避免向下拉垂。

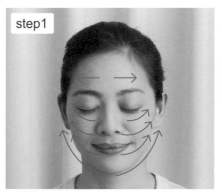

step1

由下巴滑至耳朵下方，由唇下方滑至耳垂，由唇上方滑至耳洞前，由鼻側方滑至耳朵上部，由額頭中線滑至兩側。

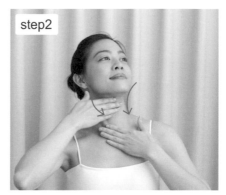

step2

最後再從耳朵前方處，往下撫滑，非常輕柔地經過頸部，到達鎖骨位置。

Step④ 輕柔地按壓

可用拇指或食中指的指腹，施作在臉部幾個關鍵點（穴道），例如：唇下方的中點（承漿）、嘴角旁（地倉）、鼻翼旁（迎香）、眼睛下方（承泣）、眼頭（睛明）、眼尾（瞳子髎）、眉頭（攢竹）、眉中（魚腰）、眉尾（絲竹空）。因為臉部肌肉細緻，按壓力道宜輕柔。也須注意切勿直接按壓在眼睛上。

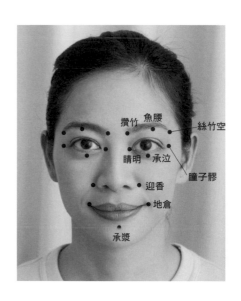

Step⑤ 五指輕彈

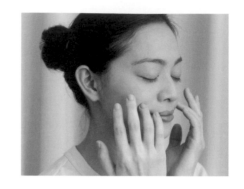

有如快速彈琴般，五指指腹輕柔地
彈跳在臉部肌肉上，使肌膚柔彈有
活力。

Step⑥ 握持雙眼

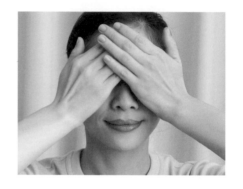

以掌心輕搭在眼睛上，停留一段時
間，讓雙手溫度促進眼部循環。

Step⑦ 溫敷臉部

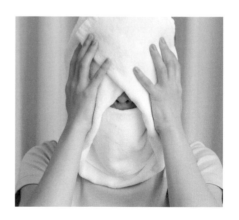

將毛巾浸潤熱水後擰乾，然後對折
熱毛巾成為長條狀，橫向放在鼻下
部位含下巴，再將毛巾多餘兩端、
往上斜角 60 度折到左右臉上，即呈
三角狀並可露出鼻子呼吸。溫敷臉
部一會兒就可取下毛巾。

如何折出三角溫敷毛巾？

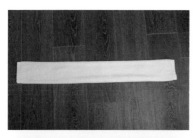

Step1

將毛巾折成長條狀。

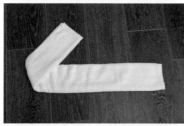

Step2

將毛巾兩端依斜角60度往上折。

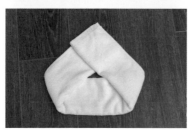

Step3

成三角形即可。

TIPS：選用流淌性較高的植物油

‧上述臉部按摩動作所花的時間，比起一般塗油保養還要久，故一定要選用流淌
　性較高的植物油為基底（如橄欖油或甜杏仁油），以免太快被皮膚吸收而推滑
　不動，反而會過度拉扯臉皮。

‧按摩油的用量也比一般保養的量更多，但不用擔心臉會過油，因為在按摩後的
　熱毛巾溫敷將可以吸走過量的油脂，所以按摩結束後可視情況再做些簡易保濕
　工序，如噴上純露或油露。

頭部按摩

. . .

頭部是人體最精密的部位之一，透過按摩頭部，可有效緩解過度思考引起的疲憊、頭痛，達到放鬆的效果。

前置準備
按摩油 1 罐

Step ❶ 握持頭部

雙手掌的擺放位置，可以在下列部位擇其一操作。

將雙手放在頭部兩側；或雙手放在頭頂；或雙手放在後腦杓；或雙手同時覆蓋耳朵與太陽穴；或一手在額頭，另一手置於後腦杓等等。

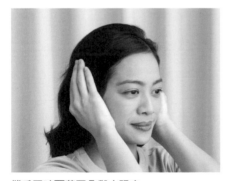

雙手同時覆蓋耳朵與太陽穴。

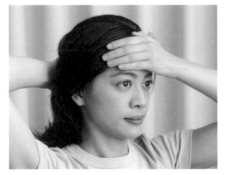

一手在額頭，另一手置於後腦杓。

Step ❷ 穿髮撫滑

手指穿越頭髮，手掌貼著頭皮，緩慢地撫滑，再從頭頂拉出雙手。

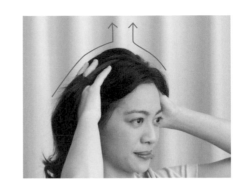

Step ❸ 極慢地揉小圈

五指自然張開，有如鷹爪或洗頭時的手形，五個指腹貼在頭皮上，緩慢地揉小圈。

速度越慢越好，更能放鬆神經，故可配合呼吸，一回的吸氣加吐氣剛好是揉一個小圈。

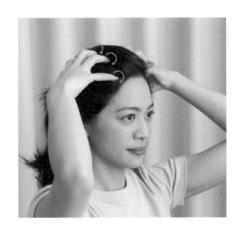

Step ❹ 五指輕彈

有如彈琴般，五指指腹輕柔地彈跳在頭皮上。

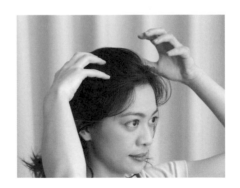

Step ⑤ 以手指來梳髮

最後可用手指輕輕梳髮，能強化整
體性感受，同時也整理頭髮儀容。

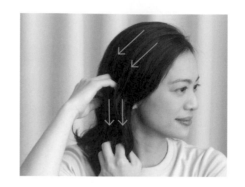

TIPS：按摩油適合加在哪個環節？

一般人不希望頭髮有油膩感，加上頭皮會自然分泌油脂，故可以直接按摩而不一
定要先塗油。但若願意搭配頭部按摩油時，效果將更加乘。

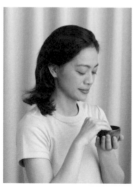

Step1

先將少許按摩油、點
塗在五指指腹上。

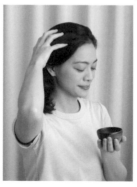

Step2

然後穿過頭髮，按壓
在頭皮的不同點。

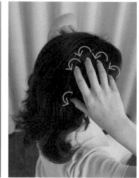

Step3

再接上極慢地揉小圈
的按摩動作，方向順
逆時針皆可。

頸部按摩　• • •

頸部線條可以在視覺上修飾我們的體態，是不可忽略的一環；從現在開始，就練習用按摩消除水腫、改善後頸富貴包，雕塑完美的頸部線條。

前置準備
按摩油 1 罐、熱毛巾 1 條

［ 替自己按摩 ］

Step❶ 塗抹按摩油

以撫滑的方式，於後頸部位塗抹上按摩油。

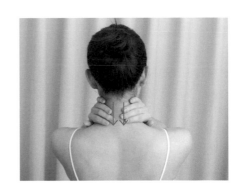

Step ② 掌根按壓

雙手手指穿插交握,放在頸部後方,
以夾擠掌根的方式來按壓。

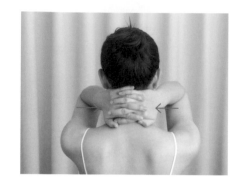

Step ③ 拇指推滑

四指在上、拇指在下,將拇指指腹
貼在後頸部下方,緩慢往頭頂方向
推動滑行,到達頭頸交界處,然後
再換下 2 條路徑來施作。

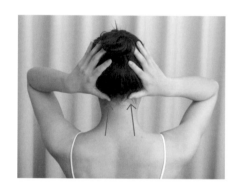

Step ④ 四指揉圈

將四指併攏形成一小平面,貼著後
頸部,緩慢地打圈。

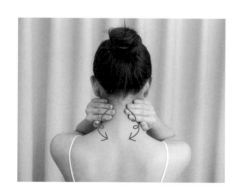

Step❺ 握持頸部

以溫暖的手掌輕輕握持頸部，靜待
一會兒。

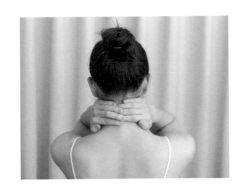

Step❻ 熱敷頸部

也可加上熱敷，讓按摩效果更全面。
頸部的肌肉組織很細緻，又是通往
頭部的血液通道，熱敷頸部可以迅
速有效地促進循環與放鬆肌肉。

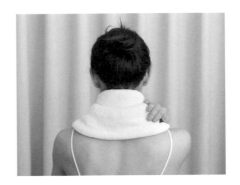

TIPS：頸部不宜按摩這些地方

頸部前方有氣管、神經、與重要血管，故不宜施作按摩。按摩頸部後方時，則不
要直接按壓在脊椎上。

［ 替別人按摩 ］

Step❶ 塗抹按摩油

站立於被按摩者側方，以撫滑方式
塗抹按摩油。因為在按摩別人時，
雙手的角度更靈活，可採用單方向
撫滑（任選朝上或朝下），也可以
來回撫滑（先往下去、再往上回）。

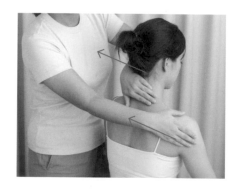

Step❷ 掌根按壓

站立於被按摩者後方，雙手放在其
肩頸兩側，交替以掌根推壓，有如
小貓走路般。

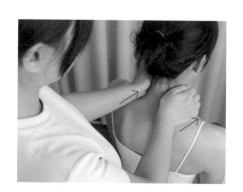

Step❸ 拇指推滑

雙手位於脊椎的兩側，拇指由下往
上推滑，到達頭頸交界處，可選擇
雙手一起或交替進行。

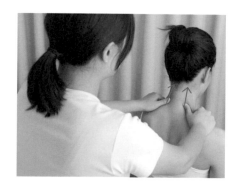

Step❹ 四指揉圈

可將四指併攏形成一小平面，貼著後頸部，緩慢地打圈。
或單手張開虎口，讓拇指與四指分列於頸部兩側，緩慢地打圈。

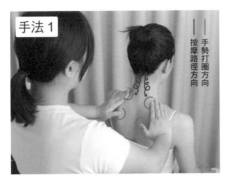

將四指併攏形成一小平面，貼著後頸部，緩慢地打圈。

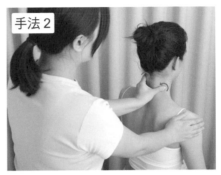

或是單手張開虎口，讓拇指與四指分列於頸部兩側，緩慢地打圈。

Step❺ 握持頸部

最後以溫暖的手掌輕輕握持頸部。

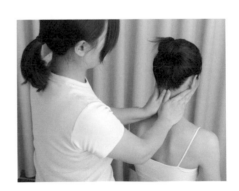

肩部按摩

・・・

除了可以改善因長時間維持相同姿勢引起的肩膀僵硬痠痛等問題，也可以運用按摩調整你的體態，並和虎背熊腰說 bye bye ！

前置準備
按摩油 1 罐、熱敷墊 1 個（可以熱毛巾替代）

［ 替自己按摩 ］

Step❶ 塗抹按摩油

以撫滑方式塗抹按摩油。使用對側手來操作會較方便，右手撫滑左肩，左手撫滑右肩。

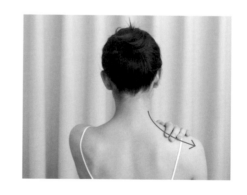

Step❷ 掛勾式按壓

在幫自己按摩時，可以將手掌貼放在另一側的肩膀，有如掛勾般，利用手部本身的重量來按壓肩膀，所以不需要太過出力，只要專注在深呼吸上，並停留一段時間。

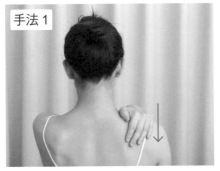

手法 1

手掌貼放在另一側的肩膀，有如掛勾般，利用手部本身的重量來按壓肩膀。

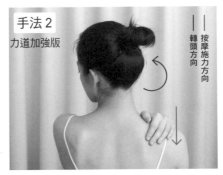

手法 2
力道加強版

轉頭方向
按摩施力方向

可以在進行上述動作時，將頭臉部逐漸轉向對側肩膀，以延展肌肉群。

Step❸ 抓捏肩膀

可以將四指與掌根當成夾子的兩側，再緩慢地抓捏起肌肉，可停留幾秒鐘後再鬆開。

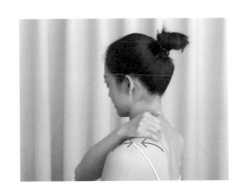

Step④ 空心掌拍擊肩膀

將手掌稍微彎曲呈空心狀,用空心掌拍擊肩膀。

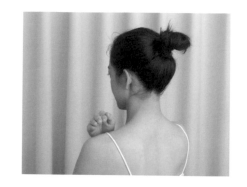

Step⑤ 熱敷

最後可再加上熱敷,靜待一會兒。

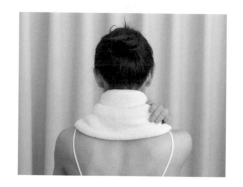

TIPS:如何讓肩部按摩效果更好?

肩部的長期緊繃有時並非局部肌肉問題,而是源自手臂、背部、腰部的姿勢不良所導致,因此很適合同時按摩這些部位,加強整體放鬆效果。如果自己難以進行背部按摩時,可先熱敷這些相關部位,就能達到相當不錯的放鬆效果,按摩肩部時將會事半功倍。

［ 替別人按摩 ］

Step❶ 塗抹按摩油

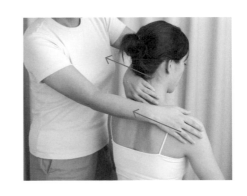

站立於被按摩者側方，以撫滑方式
塗抹按摩油。因為在按摩別人時，
雙手的角度更靈活，可採用單方向
撫滑（任選朝上或朝下），也可以
來回撫滑（先往下去、再往上回）。

Step❷ 手臂按壓

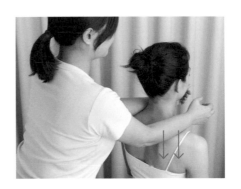

站立於被按摩者後方，將手臂打成
水平方向，再讓雙手與上身的體重
自然施壓在被按摩者的肩部上，既
省力又自在。

Step❸ 抓捏肩膀

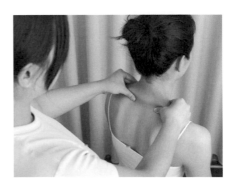

張開虎口，把拇指與四指當成夾子
的兩側，再緩慢地抓捏起肌肉，停
留幾秒鐘後再鬆開。

Step ④ 空心掌拍擊肩膀

將手掌稍微彎曲呈空心狀,用空心掌拍擊肩膀。

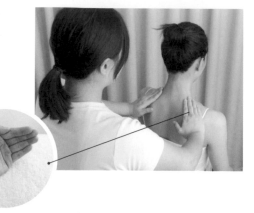

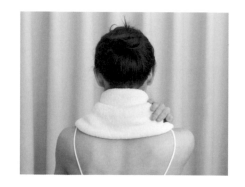

Step ⑤ 熱敷

最後可再加上熱敷。

手部按摩 • • •

手部是被運用最頻繁的部位，相對疲勞程度也較高，為了讓肌肉適時放鬆，一起來進行讓疲勞緩解的手部按摩吧！

前置準備
按摩油 1 罐

Step① 握持

在替自己按摩時，可以雙掌交握，並且停留一段時間。

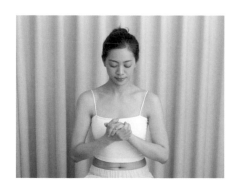

Step② 撫滑

以撫滑方式塗抹按摩油，包括上手臂、前手臂、手掌、手背、手指。

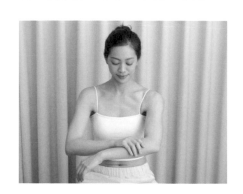

Step❸ 按壓

依據按壓部位的不同，也會帶來不同的療效。

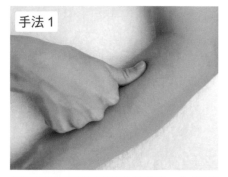

手法 1

用拇指指腹來按壓手臂的經絡線，或者沿著骨頭邊緣來按壓肌肉群。

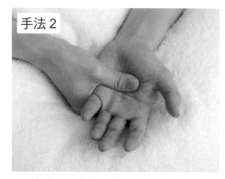

手法 2

手掌心的每一處都很適合按壓。

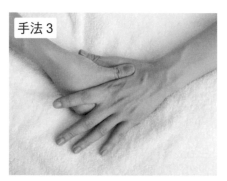

手法 3

手背則要按壓在骨頭之間的肌肉肌腱處。

Step❹ 揉圈

以拇指指腹揉圈的方式，按摩需被放鬆的部位。若要揉圈在手指上，改為拇指與食指上下相對，有如滾動小鋼珠的手勢，滾揉每根手指。

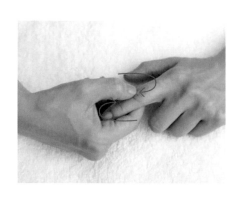

Step⑤ 抓捏

單手操作，將掌根與四指當成夾子
的兩側，以夾擠的方式來抓捏手臂
肌肉群，停留幾秒，然後再鬆開。

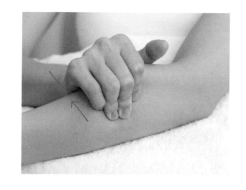

Step⑥ 拍擊

空心掌輕拍在手臂，尤其是靠近肩頭的上臂外側。

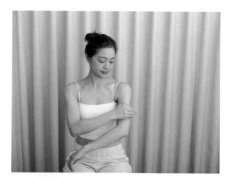

空心掌輕拍在靠近肩頭的上臂外側。

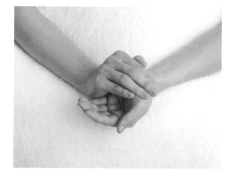

另外，手掌互拍有如鼓掌，可以快速溫暖末
梢部位，並藉由振動來活絡整條手部。

TIPS：手部按摩要訣

手部在日常生活中扮演很重要的角色，而且是主動出手居多，因此手部是相對比
較難放鬆的肌肉群，尤其在自我按摩時要有意識地告訴自己「施作的手才可出力，
被按摩的手一定要放鬆」。

腹部按摩

• • •

適時地刺激腸道，可促進排便、改善消化等問題，但要特別留意，避免在剛吃飽時進行腹部按摩喔！

前置準備
按摩油 1 罐、熱敷墊 1 個（可以熱毛巾 1 條替代）

Step❶ 握持腹部

用雙手握持腹部，若有需要也可以先加上熱敷。

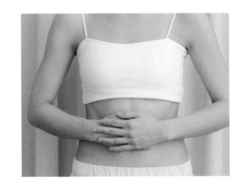

Step❷ 塗抹按摩油

以撫滑的動作，順時針繞大圈的方向，輕柔地將按摩油塗抹在腹部上。

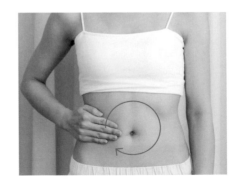

Step❸ 撫滑

繼續繞圈撫滑，並緩慢改變圈的大
小。因為腹部很敏感，按摩時要非
常輕柔與緩慢，而且是漸進式的轉
換，不要突然改變力道與節奏。所
以繞大圈撫滑可以經常穿插在各種
腹部按摩動作之間，以帶來安撫感。

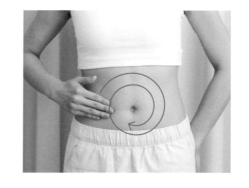

Step❹ 揉小圈

在撫滑時若發現某些區塊有糾結
感，可以施作定點揉小圈，而且速
度要極慢，力道要很輕柔，不可以
造成疼痛感，也不宜次數過多。

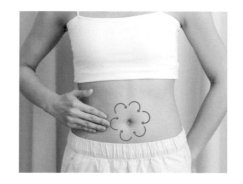

Step❺ 空心掌輕拍

遇到輕微脹氣時可用空心掌輕拍，
而且要避開飽食狀態。此動作不適
合所有腹部情況，倘若感到不舒服
就請停止動作。

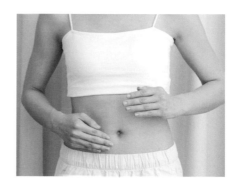

Step ⑥ 熱敷

最後再加上熱敷，靜待一會兒。

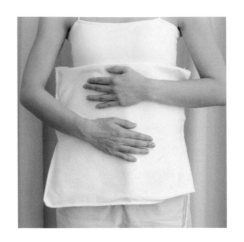

TIPS：腹部按摩的要訣

用完餐 2 小時後才適宜按摩腹部，以免所施作力道對消化系統造成不當的刺激或影響；但如果用餐後沒多久就感到消化不適，則可透過吸聞精油、口服純露，或只塗油但不施力按摩的方式來緩解。操作腹部按摩時不一定要做完上述全部動作，而是因應被按摩者的需求來調整，舉例：腹部不舒服時（如經痛），只要做到塗油與握持（或熱敷）就好，不要施力按摩；遇到消化不良時，可以多做順時針繞大圈的撫滑動作，效果就相當顯著。

腿部按摩 · · ·

除了可以緩解久站或久坐的疲勞感，腿部也分布諸多經絡，輔以精油和工具按摩，更容易達到放鬆的效果。

前置準備

按摩油 1 罐、熱敷墊 1 個（可以熱毛巾 1 條替代）、泡腳盆 1 個
熱水 1/3 盆、鬆筋棒或刮痧板 1 個

Step❶ 以溫熱水泡腳

可以促進循環、放鬆肌肉、軟化角質。泡完記得擦乾水分，以免水分停留肌膚表面，導致腿部快速降溫。

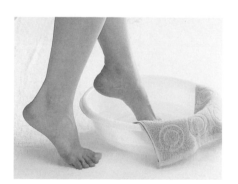

Step❷ 握持在關節處

雙手握持在關節處，或是末梢及循環較差的部位（如腳掌）。

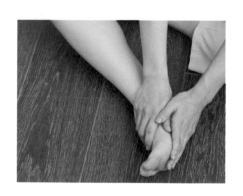

Step❸ 撫滑

以撫滑的方式，均勻在腿部上塗抹按摩油。

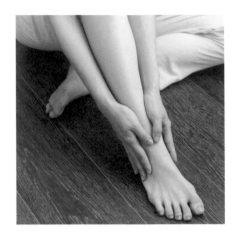

Step❹ 腿部淋巴引流

由足底往骨盆方向，單行道撫滑，可促進靜脈淋巴的回流，消除腫脹感，適合久站久坐的上班族。

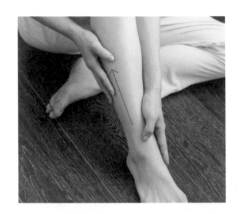

Step❺ 按壓

面對強壯的腿部肌肉群，可以善用手形的不同角度來按摩。請參照以下手法。

手法 1

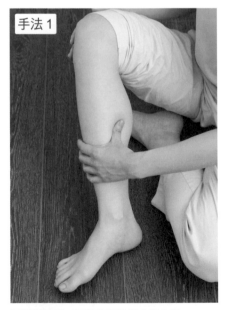

以拇指按壓，可帶來單點集中的力道。

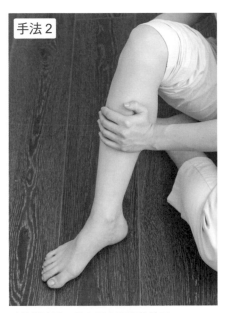

手法 2

以掌根按壓，具有穩定厚實的效果。

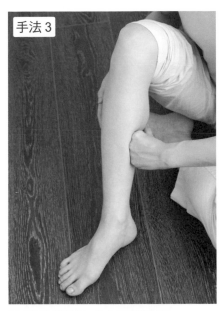

手法 3

以指關節來按壓，施力最強勁直接。

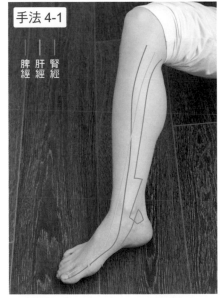

手法 4-1

脾經　肝經　腎經

按壓腿部內側的脾、肝、腎經的經絡線，或
沿著腿骨（脛骨）邊緣按壓肌肉群。

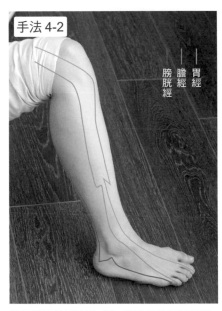

手法 4-2

膀胱經　膽經　胃經

按壓腿部外側的胃、膽、膀胱經的行經路線，
也同樣可沿腿骨（脛骨）邊緣按壓肌肉群。

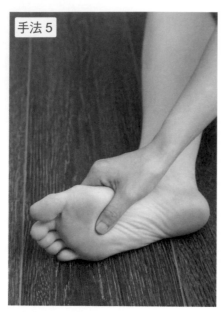

手法 5

脚底是療癒身心的極關鍵部位，包括：足底反射區、經絡穴道、腳是人體第二個心臟、有助於扎根與淨化能量……等等理論來支持。古人穿軟墊鞋或赤腳，可以經常刺激腳底，自然達到保健作用。但現代人整天穿著硬鞋束縛著雙腳，使得循環變差、痠痛遽增、甚至影響體態，所以每日按摩腳底非常重要！

也非常適合在腳底進行按壓。

Step ❻ 抓捏

張開虎口，讓兩隻手的拇指與四指各形成大夾子的兩側，可以深掘肌肉群後，抓捏起來，再鬆開。也可以抓捏起來後搖晃。遇到較窄部位則換成單手抓捏。

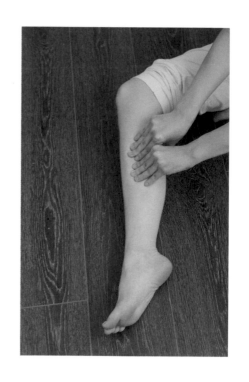

Step❼ 拍擊

腿部外側的中線區域（膽經），可用握拳但不握實、以小指側的平面來拍擊，可以激勵代謝。腿部其他部位，包括內側、後側、前側，仍較適合空心掌拍擊。腿部肌肉比較強壯，相對地在遇到肌群很緊繃僵硬時，也較難施作按摩；這時可善用一些工具，如：鬆筋棒、刮痧板……等等，先進行大範圍疏通後，按摩就可以做進深層肌肉，施作者也更省力。

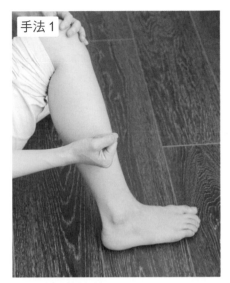

手法 1

腿部外側的中線區域（膽經），可用握拳但不握實、以小指側的平面來拍擊。

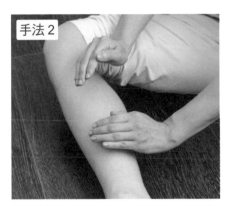

手法 2

腿部的內側、後側、前側，適合空心掌拍擊。

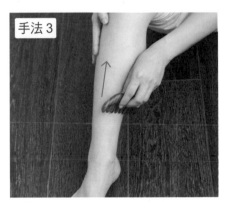

手法 3

先利用刮痧板疏通較僵硬的腿部肌肉，之後的按摩較易按進深層肌肉，也更省力。

TIPS：腿部按摩的要訣

所有重力道的按摩皆要避開骨頭，包括關節也是。這些部位可以塗油與輕柔撫滑，但有施力的按摩只適合在骨骼關節的邊緣來進行。

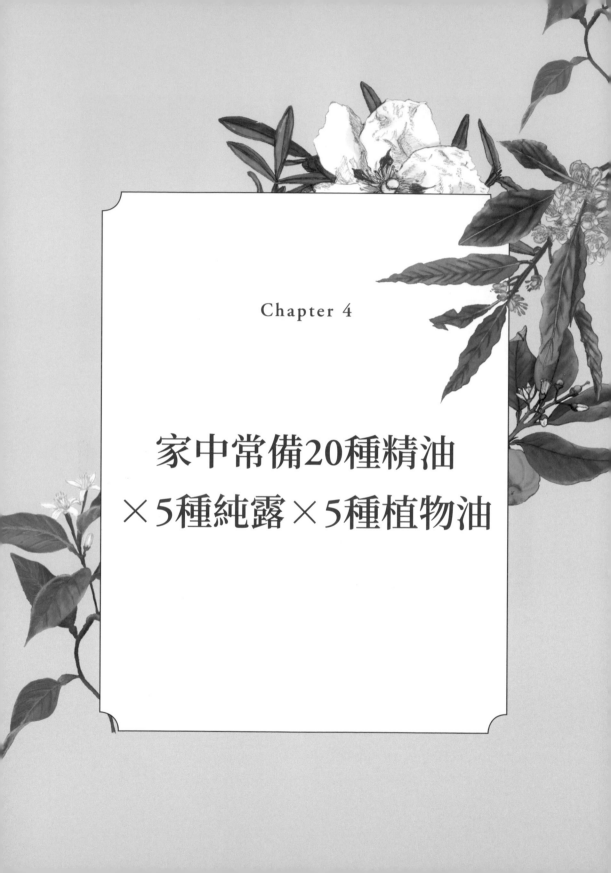

Chapter 4

家中常備20種精油
×5種純露×5種植物油

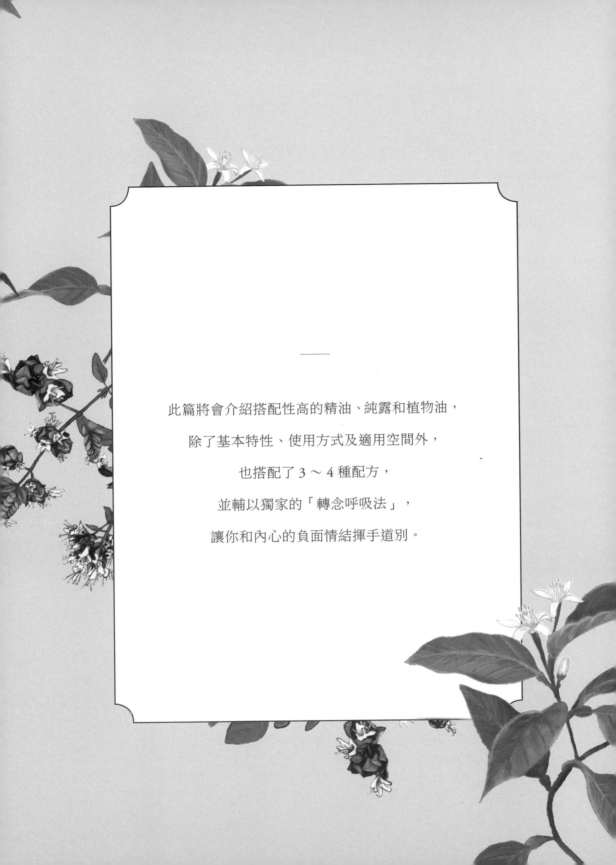

———

此篇將會介紹搭配性高的精油、純露和植物油，

除了基本特性、使用方式及適用空間外，

也搭配了 3 ～ 4 種配方，

並輔以獨家的「轉念呼吸法」，

讓你和內心的負面情結揮手道別。

肯園的精油新手使用指南

哪些精油是精油新手必備？對於新手，初期又該備齊哪些品項呢？在本單元當中，將會以「新手精油包」為概念，分享常用的 20 支精油、5 支純露，以及 5 支植物油，並使用這 30 個品項，為 Chapter 5 的身心症狀開立芳香處方。

本章使用指南

在每一款芳療產品的介紹中，你將會讀到以下部分：

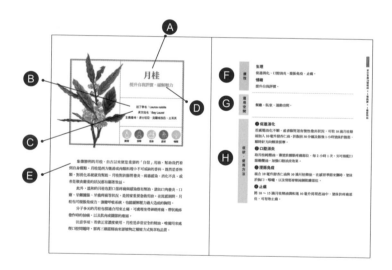

Ⓐ **中文俗名**：該支精油最常見的中文名稱。

Ⓑ **拉丁學名**：可視為每種植物獨一無二的名字，在挑選芳療產品時為避免俗名翻譯問題，基本上建議以學名為挑選的標準。

Ⓒ **英文俗名**：同中文俗名，為該品項最常見的英文稱呼。

Ⓓ **主要功效**：說明這款植物最廣為人知的功效。

Ⓔ **精油介紹**：說明每款精油的特殊作用、主要功效，以及注意事項。

Ⓕ **療效**：分為生理與情緒，提供翻閱時快速檢索或對照。

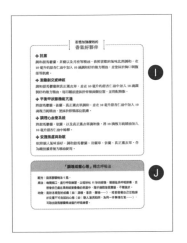

G 適用空間：根據該品項功效，推薦適用空間，可搭配「Chapter 6 用精油畫界線」單元來閱讀。

H 症狀‧使用方法：適合該品項的調和比例，使用頻率、使用部位與禁忌，只有單一精油也能用。

I 香氣好夥伴：推薦適合跟新手精油調和的品項，強化療癒力。本書挑選的項目皆為應用起來相對安全的品項，可依照個人喜愛氣味進行調配，並可再根據使用方式，來應用調和出來的複方。

J 轉念呼吸法：每一款香氣都有其獨特主題，可以在呼吸練習的過程當中，幫助我們針對該主題調理思緒，改變身心靈的狀態。

書中使用圖示說明

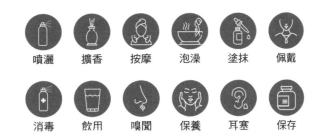

噴灑　擴香　按摩　泡澡　塗抹　佩戴

消毒　飲用　嗅聞　保養　耳塞　保存

TIPS：

特別需要注意的是，本書在挑選 20 支必備精油時，充分考慮了安全性。因此只要參照品項介紹的使用注意事項，新手可以鍛鍊自己的氣味直覺，以自己喜愛的氣味比例調和複方，鍛鍊芳療實力。然而，若是對自己的嗅覺直覺還沒有信心，亦可參考 Chapter 5 的症狀用油配方來調製用油。

此外，本書當中介紹的植物油與純露由於品項較少與使用方式的限制，因此並無「香氣好夥伴」以及「轉念呼吸法」段落。植物油也因為不含芳香分子，因此療效僅標明生理層面。

※ 本書配方僅供參考，若症狀嚴重，請尋求醫生幫助。
※ 本書配方依據個人體質不同，會產生不同反應，建議初次使用者，可以先沾取少量塗抹於手臂內側，確認無過敏反應後再進行大面積塗抹，若使用後有任何不適，請盡快諮詢醫生。

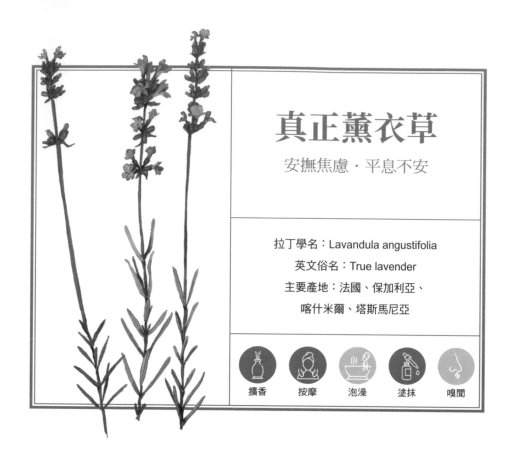

真正薰衣草

安撫焦慮・平息不安

拉丁學名：Lavandula angustifolia

英文俗名：True lavender

主要產地：法國、保加利亞、

喀什米爾、塔斯馬尼亞

擴香　按摩　泡澡　塗抹　嗅聞

　　真正薰衣草的氣味芬芳甜美，應用範圍非常廣泛，從小範圍燒燙傷的急救到情緒的安撫與療癒，都能發揮極為強大的「關懷精神」，是居家使用必備的用油。

　　注意事項：真正薰衣草以安眠效果著稱，也擅長處理「日有所思夜有所夢」般的糾結思緒。然而市面上常見的「薰衣草精油」，多半萃取自醒目薰衣草（Lavandula intermedia），醒目薰衣草通常價格較為經濟，但氣味甜美度較低，並帶有具備激勵效果的青草氣息。所以有些人用了薰衣草精油反而更亢奮，極可能跟薰衣草的品種有關，購買時需多加留意。

療效	**生理** 放鬆肌肉、促進傷口癒合、輕微燒燙傷急救、止痛、處理心悸與胸悶、肌膚疤痕修護。 **情緒** 抗焦慮、安撫情緒、安眠。
適用空間	臥室、辦公室、午休時間的教室。

症狀・使用方法

❶ 蚊蟲叮咬、皮膚小範圍燙傷

使用真正薰衣草精油塗抹於患處，肌膚敏感者亦可將 6 滴薰衣草精油加入 10 毫升荷荷芭油中稀釋後使用。

❷ 肌肉緊張、疼痛時

將 10 滴真正薰衣草精油，加入 10 毫升荷荷芭油後，塗抹於疼痛部位，可有效緩解不適。

❸ 促進傷口癒合

在傷口周圍薄塗一層純精油，肌膚敏感者則可取 10 滴真正薰衣草精油，加入 10 毫升荷荷芭油中稀釋使用，每 4 小時塗抹 1 次。

❹ 安撫情緒

可擴香使用，每 4 小時補 1 次油。亦可將 30 滴真正薰衣草精油加入 30 毫升甜杏仁油中，每日塗抹於脊椎兩側與胸口肌膚，再進行簡單的按摩。

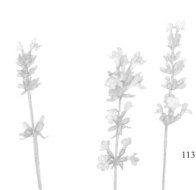

┌─────────── 若想加強療效的 ───────────┐

香氣好夥伴

♣ 肌肉痠痛

依照自己喜愛的香氣比例，調和真正薰衣草、迷迭香、月桂、西伯利亞冷杉與薑精油，依照上一頁使用方式第 ❷ 點應用。

♣ 傷口癒合

調和真正薰衣草、天竺葵、乳香與岩玫瑰，參考使用方式第 ❸ 點應用。

♣ 安撫情緒

依照喜愛的比例，調和真正薰衣草、佛手柑，以及少量的依蘭（可從極少量開始嘗試），每日擴香使用。混合後的複方精油亦可依照上一頁使用方式第 ❹ 點之比例調製成按摩油來使用。

「溫暖擁抱」轉念呼吸法

配方：真正薰衣草精油 1 滴（肌膚敏感者可加入 1～2 滴荷荷芭油稀釋）。

用法：將精油塗抹於胸口，並進行 10 組呼吸練習，以吸 4 秒、憋 4 秒、吐 8 秒的節奏，感受薰衣草的芬芳在鼻腔裡停留，並想像自己正躺在整片薰衣草田中被氣味包圍，同時閒適地仰望藍天白雲。

功效：可幫助緩解寂寞感受，為孤軍奮戰的心靈充電。

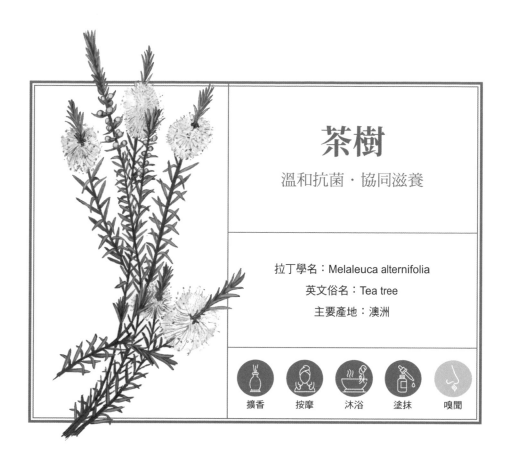

茶樹

溫和抗菌・協同滋養

拉丁學名：Melaleuca alternifolia
英文俗名：Tea tree
主要產地：澳洲

擴香　　按摩　　沐浴　　塗抹　　嗅聞

聲名遠播的茶樹，是許多人甫接觸芳香療法的首選。茶樹的抗菌效果十分廣泛，氣味又帶著青草特質，因此被加入在許多日常用品當中，可說是現代人最熟悉的精油之一。

除了抗菌之外，茶樹的另一大特色是「溫和」，因此可以使用在各個年齡層上，只要注意稀釋濃度就幾乎沒有使用的禁忌。另外，茶樹也很適合提振精神，對於大病初癒、經前經後的虛弱，或者是生命遭逢重大變故後的情緒養護，茶樹都能發揮其療癒力，為乾枯的身心靈點燈。

在心靈療效上，茶樹作為全方位大眾用油，可帶來合作協同的能量。很適合在需要團隊合作的環境與場合中使用，增進彼此的利他精神。

注意事項：因其商業價值高，許多地區都有種植。但因各地環境風土不同，若不確定其芳香分子組成，仍建議使用產自澳洲的茶樹精油。

療效	**生理** 抗菌、消炎、補身、處理肌膚感染、提振免疫力。 **情緒** 促進合作協調能力、重大變故後的情緒恢復。
適用空間	起居空間、會議室、教學場所、醫療院所、臥室。

症狀．使用方法

❶ 痘痘肌面油調製

在 10 毫升的荷荷芭油中，加入 3～4 滴茶樹精油，作為日常面油使用（肌膚敏感者，可以從 10 毫升植物油加入 1 滴茶樹精油的比例開始測試）。

❷ 大病後補身

在 25 毫升的荷荷芭油中，加入 5 毫升的瓊崖海棠油，再滴入 30 滴茶樹精油，充分混合後進行每日全身按摩。同樣配方亦可用來提振免疫力。

❸ 沐浴抗菌

可以將茶樹精油滴入無香沐浴乳、洗髮乳等等，用來增加日常清潔的抗菌力。

❹ 促進合作協調力

將茶樹精油用來擴香，每 4 小時補充 1 次香氣。

┃ 若想加強療效的 ┃
香氣好夥伴

✤ 肌膚抗菌

依照喜愛的氣味比例，將茶樹、天竺葵、乳香精油調和後，在 10 毫升的荷荷芭油中，加入 6 滴複方純精油，作為日常面油使用。

✤ 病後補身

茶樹、薑、甜羅勒、月桂精油，依照自己喜歡的氣味比例調和後，在 10 毫升甜杏仁油中，加入 10 滴複方精油，塗抹於脊椎兩側、下腹，以及胸口等肌膚部位。

✤ 促進團隊合作

依照喜愛的比例調和茶樹、甜橙以及天竺葵，在會議進行前進行空間擴香。

「團隊合作」轉念呼吸法

配方：茶樹精油 1 滴。

用法：❶ 若想培養團隊合作意識，可取出 1 滴茶樹精油，搓開後塗抹於胸口部位，想像胸口部位發出淡綠色的光芒，隨著茶樹精油的香氣不斷向外擴張，持續 10 個深呼吸（肌膚敏感者可加入 1 ～ 2 滴荷荷芭油稀釋）。

❷ 在團隊討論或會議開始前，也可以擴香茶樹精油，邀請團隊成員們進行 3 個深呼吸。

功效：可幫助彼此進入相互支持的團隊氛圍。

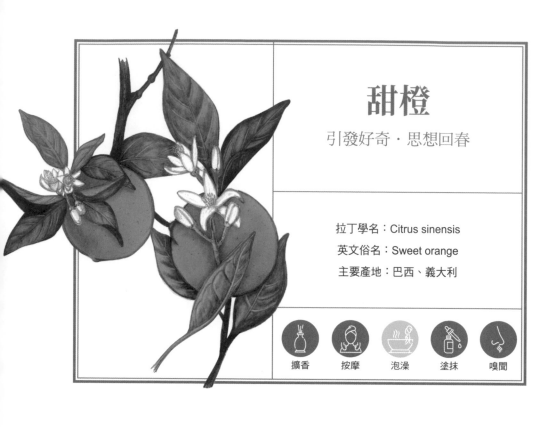

甜橙

引發好奇・思想回春

拉丁學名：Citrus sinensis
英文俗名：Sweet orange
主要產地：巴西、義大利

擴香　按摩　泡澡　塗抹　嗅聞

　　甜橙在生理上可處理消化不良或食慾不振等問題，也能溫和改善腸胃道痙攣的疼痛。

　　清甜的氣味與小太陽般的果實色澤，也明示這款精油的「類陽光屬性」，在生理上可幫助我們克服時差，也能校準作息日夜顛倒者的睡眠品質；在情緒層面則可以引發出孩子般的天真爛漫與強烈好奇心，是「思想回春」的重要用油，幫助悲觀主義者調節萎靡不振的負面情緒，也激勵我們從平凡規律的生活中看見驚喜。

　　此外，甜橙也很適合加入日常清潔用品當中，具有溫和殺菌的效果，應用層面極廣。

　　甜橙也是相當經典的媽媽寶寶用油，從懷孕初期時的害喜與水腫等問題，到產期的妊娠防護以及產後的情緒調理，都能夠借重甜橙的芬芳，為

新生命的降臨歡慶。而在病房之中，甜橙的氣味也通常能夠平衡過於沉悶的氛圍。

注意事項：使用冷壓法萃取的甜橙精油具有光敏性，使用後須避免陽光照射，以免曬黑或曬傷。

療效	**生理** 食慾不振、消化不良、孕期問題、水腫、加強代謝機能。 **情緒** 調理憂鬱、刺激創意。
適用空間	起居空間、教室、創意工作辦公室、照護機構。
症狀・使用方法	**❶ 食慾不振** 飯前擴香或嗅聞甜橙精油，可促進食慾。或可將 10 滴甜橙精油加入 10 毫升甜杏仁油中，於飯前塗抹於腹部。 **❷ 孕吐或害喜** 可於感到不適的時候，嗅聞甜橙精油，或者於 5 毫升植物油中滴入 1 滴甜橙精油，輕輕塗抹於胸口與腹部。 **❸ 水腫** 在 5 毫升植物油中滴入 5 滴甜橙精油，按摩於水分滯留部位。 **❹ 安撫情緒** 擴香使用，每 2 小時進行擴香 1 次。

若想加強療效的
香氣好夥伴

♣ 食慾不振

依照喜愛的氣味比例，調和甜橙、月桂、甜羅勒以及薑精油，並參照
上一頁使用方式第 ❶ 點應用。

♣ 孕吐或害喜

依照喜愛的氣味比例，調和甜橙、胡椒薄荷，以及薑精油，調成複方
後隨身攜帶嗅聞。

♣ 水腫

調和甜橙、大西洋雪松，與永久花精油，依照上一頁的使用方式第 ❸
點比例調和植物油，按摩於水腫部位。

♣ 刺激創意

調和甜橙、迷迭香，與澳洲尤加利精油，在工作前進行擴香，可每 3
小時補油 1 次。

「激發創意」轉念呼吸法

配方：甜橙精油 1 滴（肌膚敏感者可加入 1～2 滴荷荷芭油稀釋）。

用法：❶ 點子油盡燈枯，需要靈感嗎？取 1 滴甜橙精油塗抹在下腹部，並想像下
　　　　腹部與喉嚨部位有 1 條橘黃色的線串起，進行 10 個深呼吸。

　　　 ❷ 若覺得心頭烏雲朵朵，也可嗅聞甜橙精油的瓶口，想像自己正在被溫暖
　　　　的陽光沐浴著，進行「吸 4 吐 8」呼吸法。

功效：激發靈感，也能很快平撫低落的情緒。

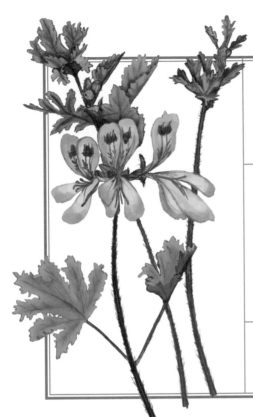

天竺葵

敞開心胸・擁抱自信

拉丁學名：Pelargonium roseum
/ Pelargonium graveolens
英文俗名：Rose geranium
/ Geranium Bourbon
主要產地：埃及、馬達加斯加、摩洛哥、留尼旺島、中國

擴香　按摩　泡澡　塗抹　嗅聞

　　常見的天竺葵精油有 2 種，分別是氣味較清雅如少女燦笑的玫瑰天竺葵，以及較為沉穩如貴婦優雅的波旁天竺葵。兩者的氣味有些差異，但在療效上差別不大。天竺葵因為氣味與玫瑰相似，號稱「窮人的玫瑰」，容易讓人誤會天竺葵是比較經濟的次級品，但天竺葵本身的抗感染、抗黴菌，以及清潔油性膚質的效果相當傑出，是油臉國居民的好朋友。

　　天竺葵在情緒能量上也有「抓準人際距離」的妙用，化坎坷情路為桃花大道，對於過度控制關係或者是慣性裝沒事的心理狀態，都有很好的調節效果。

　　注意事項：天竺葵精油帶有些微刺激性，若使用在臉部，需特別注意劑量，敏感膚質可以從 0.5% 開始使用。

療效	**生理** 肌膚修護、控油、抗細菌、抗黴菌、抗感染。 **情緒** 安撫焦慮、調節人際關係、提升自信，看見自己的優點。
適用空間	居家擴香、約會場所、浴室芳香。
症狀・使用方法	**❶ 肌膚修護** 在 10 毫升荷荷芭油中，加入 5 滴天竺葵精油，塗抹於肌膚受損部位（敏感膚質須從 10 毫升植物油中混合 1 滴精油的濃度開始測試較為安全）。 **❷ 抗細菌、抗黴菌** 於 10 毫升荷荷芭油中，加入 20 滴天竺葵精油，塗抹於感染部位。若要使用於陰道、生殖器，或其他黏膜部位，精油劑量建議從 1 滴開始測試，或改用天竺葵純露。 **❸ 安撫焦慮** 隨身攜帶天竺葵精油，在感到焦慮時嗅聞。 **❹ 調節人際關係** 將 10 滴天竺葵精油稀釋於 10 毫升荷荷芭油中，可作為隨身香氛塗抹於頸部或耳後肌膚，亦可直接將純精油擴香於空間中。 **❺ 提升自信** 在 10 毫升甜杏仁油中，加入 10 滴天竺葵精油稀釋後，每日睡前塗抹於腹部，並進行順時針按摩。

┌─ 若想加強療效的 ─┐
香氣好夥伴

♣ 肌膚修護

依個人氣味喜好，調和天竺葵、真正薰衣草，以及岩玫瑰精油，並依照使用方式第 ❶ 點的濃度稀釋使用。

♣ 控油

臉部清潔後先濕敷橙花純露，再調和澳洲尤加利、大西洋雪松與天竺葵精油，亦可加入真正薰衣草精油美化氣味，並取出 6 滴複方精油加入 10 毫升荷荷芭油中，作為面油使用。

♣ 痘痘肌

調和天竺葵與茶樹精油，並取出 6 滴複方精油加入 10 毫升荷荷芭油中，塗抹於面皰感染部位。

♣ 安撫焦慮

依照喜好的氣味比例，調和天竺葵、甜橙，以及甜馬鬱蘭等精油，在居家擴香安定心神。

♣ 提升自信

調和天竺葵、月桂，可直接取複方純精油用來擴香，或者將 10 滴複方精油加入 10 毫升甜杏仁油中，每日按摩腹部。

「人際關係」轉念呼吸法

配方：天竺葵的精油 1 滴，橄欖油或荷荷芭油 1 毫升。

用法：塗抹於胸腹區域後，進行 10 次深呼吸，每次皆以吸 4 秒吐 8 秒的節奏進行。

功效：想像自己與最親密的親朋好友在火堆旁圍圈跳舞，看見人際安全網的支持。
　　　在遭遇到他人誤解、否定，或者是投射負面能量時，也可取出天竺葵純精油嗅聞。

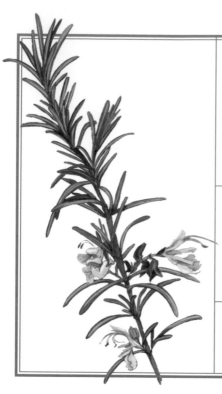

迷迭香

脫離重複日常．找到行動力

拉丁學名：Rosmarinus officinalis
英文俗名：Rosemary
主要產地：摩洛哥、突尼西亞

擴香　　按摩　　泡澡　　塗抹　　嗅聞

　　經常應用在餐飲中的迷迭香，主要生產於地中海區域，是西方餐飲中不可或缺的重要香料。

　　產自不同地區的迷迭香，其主要氣味可能各有不同，因此在芳香療法中，主要把迷迭香精油分為「桉油醇迷迭香」、「樟腦迷迭香」，以及「馬鞭草酮迷迭香」，三者身心療效差異極大，購買前建議先向商家確認主要芳香分子。本篇介紹則以使用起來較無禁忌的桉油醇迷迭香為主。

　　桉油醇迷迭香的氣味清新上揚，帶有類似尤加利的爽利感，對於呼吸系統非常有益，幫助暢通呼吸、乾化黏液，適合在鼻水或痰液較多的呼吸道感染時使用（長期乾咳時則須避免使用）。

　　此外，桉油醇迷迭香的抗氧化效果極佳，可提振精神、促進肌膚更新，並且刺激毛囊，調理因疲勞產生的落髮問題。

　　迷迭香也很適合用來幫助肌肉排除疼痛與疲勞，適合在運動前保健、運動後排除疲勞。也能幫助脫離重複的日常，找到突破舒適圈的行動力。

療效	**生理** 抗菌、調理呼吸系統、強化免疫力、刺激毛髮生長、消除肌肉疲勞。 **情緒** 突破舒適圈、導入新觀點、強化行動力。
適用空間	臥室、運動空間、浴室（健髮）。

症狀‧使用方法

❶ 呼吸道養護

若有黏液較多的呼吸道感染症狀，可在居家空間中擴香迷迭香精油，或者在 5 毫升甜杏仁油中，加入 5 滴迷迭香精油，塗抹於胸口、喉嚨等區域，強化呼吸道系統。

❷ 刺激毛髮生長

在每 10 毫升無香洗髮產品中，加入 5 滴迷迭香精油，在日常產品流程使用。或者可在 10 毫升瓊崖海棠油中，加入 5 滴迷迭香精油，作為洗髮後護髮油使用。

❸ 消除肌肉疲勞

20 毫升荷荷芭油加入 10 毫升瓊崖海棠油，加入 30 滴迷迭香精油，於運動前後塗抹於主要鍛鍊之肌肉部位。

香氣好夥伴

♣ 調理呼吸系統

將迷迭香、澳洲尤加利、月桂精油，依照喜歡的氣味比例調和，可做為居家呼吸道複方精油使用，亦可在 10 毫升甜杏仁油中，加入 10 滴複方精油，製成呼吸道按摩油。

♣ 刺激毛髮生長

調和迷迭香、乳香，以及大西洋雪松精油，並在 10 毫升瓊崖海棠油中，加入 5 滴複方精油，於洗髮前作為頭皮按摩油使用，並讓按摩油在頭皮上停留 15 ～ 20 分鐘，接著進行一般洗髮程序即可。洗髮後亦可在頭皮噴灑檀香純露後再將頭髮吹乾。

♣ 消除肌肉疲勞

調和迷迭香、乳香，以及月桂，也可加入適量的永久花精油，依照自己對氣味的喜愛調整比例，並依照上一頁使用方式第 ❸ 點之比例，在植物油中稀釋使用。

「突破舒適圈」轉念呼吸法

配方：迷迭香精油 1 滴。

用法：❶ 每天將迷迭香精油取出，塗抹在手腕內側中央、喉嚨、腹部，以及膝蓋位置，想像這幾個點彷彿連接了充電線，並進行 10 個深呼吸。

　　　❷ 閒暇之餘也可以帶著迷迭香精油至戶外，塗抹於腳底後光腳踩踏濕潤草地，可強化身體動能。

功效：擬訂新計劃，卻沒有動力踏出第一步嗎？使用迷迭香可以強化行動力與身體動能。

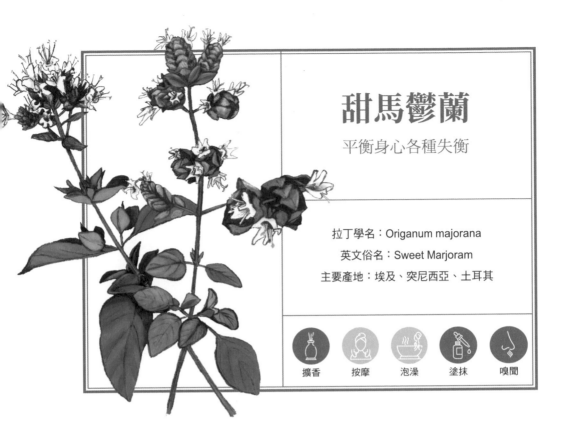

甜馬鬱蘭

平衡身心各種失衡

拉丁學名：Origanum majorana

英文俗名：Sweet Marjoram

主要產地：埃及、突尼西亞、土耳其

擴香　　按摩　　泡澡　　塗抹　　嗅聞

　　甜馬鬱蘭的青草香氣與茶樹接近，殺菌功能也相當好，可處理反覆發作的呼吸道感染與消化道感染。除此之外，甜馬鬱蘭能夠平衡各種「過度」狀況，諸如甲狀腺亢進、心悸與心律不整、高血壓、焦慮、失眠，以及交感神經失衡等問題，甜馬鬱蘭都能發揮安撫奇效，適合被超速生活逼得必須過度運轉的現代人使用。

　　注意事項：不同產地的甜馬鬱蘭可能會出現以辛辣氣息為主的品系，芳香療法中亦有中文譯名為「野馬鬱蘭（學名：Origanum vulgare / Origanum compactum）」的精油品項，兩者的主要芳香分子差異極大。野馬鬱蘭雖然殺菌效果比甜馬鬱蘭更強，但因肌膚刺激性高，使用不當亦會造成肝腎負擔，因此建議新手初期避免使用，購買時也須以學名與氣味來辨別。

療效	**生理** 抗菌（呼吸道與消化系統）、強化副交感神經、平衡甲狀腺機能亢進、調理心血管系統。 **情緒** 安撫焦慮、助眠、調理成癮心態。
適用空間	臥室、居家空間、護理空間。

❶ 抗菌

在 10 毫升荷荷芭油中，加入 10 滴甜馬鬱蘭精油，塗抹於不適區域（如胸口或腹部）。面對長期反覆的感染，建議每 2 小時塗抹 1 次。

❷ 激勵副交感神經

若面對身體過度亢進，沒有辦法好好休息的狀態，可在 10 毫升甜杏仁油中，加入 10 滴甜馬鬱蘭精油，每日塗抹於脊椎兩側位置。塗抹完後可局部熱敷，強化精油吸收。

❸ 平衡甲狀腺機能亢進

在 10 毫升甜杏仁油中，加入 10 滴甜馬鬱蘭精油，充分混合後塗抹於脖頸肌膚部位，每日塗抹 4 次。

❹ 調理心血管系統

若有心律不整、心悸，或者高血壓的症狀，建議諮詢過醫生之後，於 10 毫升甜杏仁油中加入 10 滴甜馬鬱蘭精油，每天 4 次塗抹於胸口、腋下、頸部等肌膚部位。

❺ 安撫焦慮與助眠

可以睡前擴香甜馬鬱蘭精油，或取出 1 滴塗抹於胸口，深深吸聞香氣後入睡（敏感肌膚需另外稀釋）。

症狀・使用方法

若想加強療效的
香氣好夥伴

♣ 抗菌

調和甜馬鬱蘭、茶樹以及月桂等精油，依照喜歡的氣味比例調和，在10毫升的甜杏仁油中加入10滴調和好的複方精油，並塗抹於胸口與腹部等肌膚。

♣ 激勵副交感神經

調和甜馬鬱蘭與真正薰衣草精油，並在10毫升的甜杏仁油中加入10滴調製好的複方精油，每日睡前塗抹於脊椎兩側位置，並搭配熱敷。

♣ 平衡甲狀腺機能亢進

調和甜馬鬱蘭、依蘭，以及真正薰衣草精油，並在10毫升甜杏仁油中加入10滴複方純精油，塗抹於脖頸部位肌膚。

♣ 調理心血管系統

將甜馬鬱蘭、依蘭，以及真正薰衣草精油調和後，將10滴複方純精油加入10毫升甜杏仁油中稀釋，並依照使用方法第 ❹ 點使用。

♣ 安撫焦慮與助眠

依照個人氣味喜好，調和甜馬鬱蘭、岩蘭草、依蘭、真正薰衣草精油，作為睡前擴香複方精油使用。

「調理成癮心態」轉念呼吸法

配方：甜馬鬱蘭精油1瓶。

用法：嗅聞瓶口，進行呼吸練習，以吸7秒吐11秒的節奏，緩緩延長呼吸節奏，並想像自己處在果樹結實纍纍的果園中，隨手摘取皆是豐盛，不需強求。

功效：面對各類型的成癮（如：酒精、香菸、藥物……），或者發覺自己正陷溺於反覆不可自拔的心態（如：墮入渣男陷阱、為同一件事情生氣……），可取出甜馬鬱蘭精油進行呼吸練習。

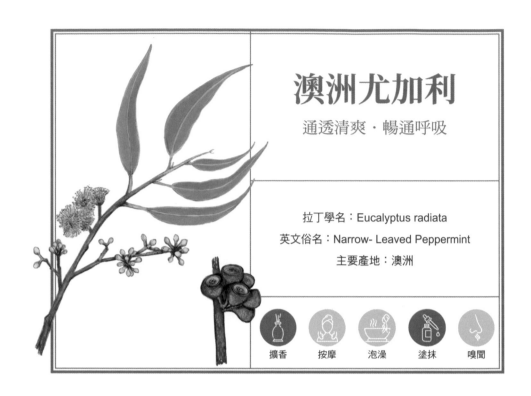

澳洲尤加利

通透清爽 · 暢通呼吸

拉丁學名：Eucalyptus radiata
英文俗名：Narrow- Leaved Peppermint
主要產地：澳洲

擴香　按摩　泡澡　塗抹　嗅聞

　　澳洲尤加利是新手入門必備的精油之一，氣味非常通透清爽，用來處理呼吸系統問題、改善鼻涕或痰液過多等症狀、調理皮脂分泌，以及抗菌、抗病毒、抗感染的效果皆非常突出。適合換季時使用，預防流行性感冒或呼吸系統相關的感染。

　　呼吸系統與表達能力息息相關，而「有苦難言」的個案也通常容易發作慢性呼吸系統疾病，因此，暢通呼吸的澳洲尤加利，適合用在內向、害羞，不善表達的人身上，幫助他們培養坦率表達自我的能力。

　　注意事項：尤加利品種眾多，除澳洲外目前也有零星來自其他產地的尤加利精油，主要芳香分子也各有不同。其中以澳洲尤加利使用起來相對安全，充分稀釋後可以在 3 歲以上孩童身上使用，購買前須對照學名與確認成分，方能安心使用。

療效	**生理** 調理呼吸系統、抗菌、抗病毒、調理皮脂分泌。 **情緒** 坦率表達、為自己發聲。
適用空間	臥室、托育環境、辦公室。

❶ 調理呼吸系統

若呼吸系統遭受感染，出現鼻涕或痰液過多等症狀，可將 10 滴澳洲尤加利精油稀釋於 5 毫升橄欖油與 5 毫升荷荷芭油中，每 2 小時塗抹於鼻腔內部、頸部，以及胸口等部位，直到症狀緩解。

❷ 抗菌與抗病毒

可在換季期間持續擴香澳洲尤加利精油，或者將 30 毫升 75% 藥用酒精與 30 滴澳洲尤加利精油加入玻璃噴瓶中，搖晃均勻作為空間清潔噴霧或乾洗手使用。

❸ 調理皮脂分泌

將 6 滴澳洲尤加利精油，加入 10 毫升荷荷芭油中，作為日常面油使用，平衡油性肌膚（混合性肌膚塗抹時需避開乾燥部位）。

（左欄：症狀‧使用方法）

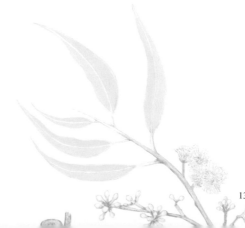

若想加強療效的
香氣好夥伴

♣ 調理呼吸系統

依照個人的氣味喜好，調和澳洲尤加利、迷迭香、月桂等精油用來擴香；或者取 10 滴調和好的複方精油加入 10 毫升荷荷芭油稀釋後，塗抹於胸口，調理呼吸系統的不適。

♣ 換季抗菌與抗病毒

將澳洲尤加利、月桂，與桉油醇樟調和在一起，在居家空間擴香，或者將 30 滴複方精油加入 30 毫升 75% 酒精中，作為空間噴霧或乾洗手。

♣ 調理皮脂分泌

將澳洲尤加利、佛手柑 FCF（無光敏性）、西伯利亞冷杉，以及大西洋雪松精油調和，參考上一頁的使用方式第 ❸ 點應用。

「表達自我」轉念呼吸法

配方：澳洲尤加利 1 滴。

用法：可每日睡前將 1 滴澳洲尤加利塗抹於喉嚨部位（肌膚敏感者需進行稀釋），並搭配吸 4 秒吐 8 秒的呼吸法，進行 10 個深呼吸。

功效：若因為環境、社群，或者家庭長期壓力，造成了有志難伸、有苦難言的性格傾向，可每日進行此呼吸法。在過程中可在腦海中思考想要說出口的話，並在深呼吸完成後練習真正說出心中所感。

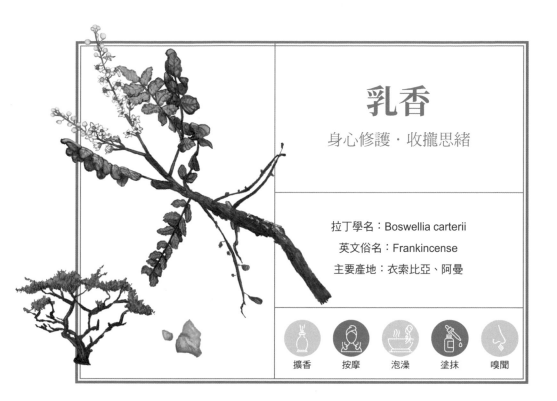

乳香

身心修護・收攏思緒

拉丁學名：Boswellia carterii

英文俗名：Frankincense

主要產地：衣索比亞、阿曼

擴香　按摩　泡澡　塗抹　嗅聞

　　乳香自古以來便是古老神聖儀式中不可或缺的香氣，而乳香精油則是幫助思緒集中、調理細紋與膚況的聖品。萃取自樹脂的乳香，具有非常強效的黏合作用，無論是肌膚的細小傷口，還是情緒上的創傷，乳香都能帶來極佳療癒力。

　　除了肌膚養護之外，乳香還有「活血行氣」的效果，可用於調理局部筋骨舊傷，並強化整體循環。乳香也能加強免疫系統功能，也因為其成分十分安全，可低濃度用於嬰幼兒的日常用油中，幫助孩子提振免疫力。

　　注意事項：被翻譯為乳香的精油種類繁多，除了產地接近且氣味更清明的神聖乳香（Boswellia sacra）之外，另有印度乳香（Boswellia serrata），以及巴西乳香（Protium heptaphyllum）等品項，建議購買時對照學名來挑選。

療效	**生理** 調理肌膚細紋、修護肌膚傷口、活血行氣、免疫提振。 **情緒** 收攏思緒、創造日常神聖感。
適用空間	臥室、瑜伽冥想空間、小孩房。
症狀・使用方法	**❶ 調理肌膚細紋** 將 6 滴乳香精油、8 毫升荷荷芭油以及 2 毫升玫瑰果油調和後，在一般保養程序後作為面油使用。建議可搭配大馬士革純露，強化肌膚養潤與保濕。 **❷ 修護肌膚傷口** 若肌膚出現細小創口，可將 3 滴乳香精油加入 5 毫升玫瑰果油中，在面油之外局部塗抹於傷口所在區域。 **❸ 活血行氣** 在 10 毫升甜杏仁油中，加入 10～15 滴乳香精油，塗抹於舊傷部位。亦可每 2 週 1 次以此配方進行全身按摩，幫助整體血液循環。 **❹ 免疫提振** 在換季時節或免疫力疲弱時，將 10 滴乳香精油加入 10 毫升甜杏仁油中，每日早晨與睡前塗抹於胸口，並輕敲胸口 60 次。3 歲以下幼童使用可將精油劑量調整為 2 滴；3 歲～6 歲加入 5 滴；6 歲～12 歲則加入 8 滴。12 歲以上青少年則可使用與成人相同的劑量。

若想加強療效的
香氣好夥伴

✤ 調理肌膚細紋

依照個人對氣味的喜好，調和乳香、天竺葵，以及少量的依蘭精油，並將 6 滴調和好的複方精油加入 8 毫升荷荷芭油與 2 毫升玫瑰果油中，作為面油使用。

✤ 修護肌膚傷口

若肌膚傷口較大，可先消毒傷口、再調和乳香與岩玫瑰精油，並取出純油薄塗於傷口周圍，再進行包紮。在傷口修護過程中，可持續將純油塗抹於傷口周圍，強化修護速度。

✤ 活血行氣

將乳香、永久花，以及月桂精油調和在一起，並把 10 滴複方精油加入 10 毫升的甜杏仁油中，在舊傷反覆發作處按摩。

✤ 免疫提振

調和乳香、月桂，以及桉油醇樟精油，在換季或免疫力疲弱時，將 10 滴複方精油加入 10 毫升甜杏仁油中，每 2 小時塗抹於胸口與背部。3 歲以下幼童使用可將精油劑量調整為 2 滴；3 歲～ 6 歲加入 5 滴；6 歲至 12 歲則加入 8 滴。12 歲以上青少年則可使用與成人相同的劑量。

「神聖冥想」轉念呼吸法

配方：乳香精油 1 滴。

用法：在冥想練習或靜心練習開始前，取出 1 滴乳香精油於掌心搓開，並將雙手置放於胸口部位，進行 20 ～ 30 個深呼吸（建議用吸 7 秒吐 11 秒的節奏），把注意力專注在乳香的香氣上，想像自己被藍紫色的光線安全地包圍。

功效：日常若有進行瑜伽、正念冥想習慣，又或者是情緒起伏紛亂需要安定時，可借助乳香精油打造神聖氛圍。

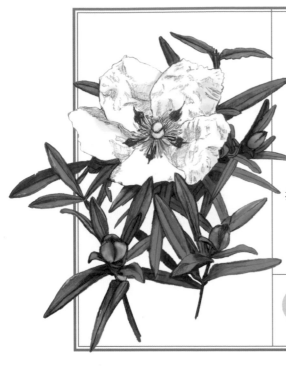

岩玫瑰

黏合傷口・改變舊有模式

拉丁學名：Cistus ladaniferus / Cistus ladanifer

英文俗名：Gum Rockrose

主要產地：葡萄牙、西班牙、科西嘉、摩洛哥

擴香　　按摩　　泡澡　　塗抹　　嗅聞

　　芳香分子種類非常豐富的岩玫瑰，氣味特別又突出，單方使用時不太容易找到欣賞其香氣的伯樂，但只要在複方調香時加入少量，即可增添異國風情，並發揮定香奇效。

　　岩玫瑰精油的止血效果極好，是大名鼎鼎的香氣 OK 繃，無論是小傷口急救、調理慢性內出血問題，又或是促進傷口癒合，它都是不可或缺的選擇。此外，岩玫瑰也能收斂肌膚、調理毛孔粗大問題、修護老化肌膚並且修護細紋，可適量搭配其他香氣加入日常面油中，調製抗老回春配方。

　　岩玫瑰提振免疫力的效果也相當好，也因為其溫和特性，適合作為孩童免疫用油，對病毒引起的症狀（如：皰疹、水痘、感冒……）效果更好。

　　其獨特氣味，在情緒上可幫助我們意識到舊有習慣，並且找到突破框架的行動力，不再重蹈覆徹。

療效	**生理** 止血、促進傷口癒合、抗衰老、提振免疫。 **情緒** 突破舊有框架、戒除舊習。
適用空間	廚房、小孩房、旅行。
症狀・使用方法	**❶ 止血** 若遇廚房刀具割傷，或者小孩跌倒磕碰的傷口，可於清潔傷口後取出岩玫瑰純精油滴於傷口部位，再進行包紮。 **❷ 促進傷口癒合** 傷口初步止血後，可持續在傷口周圍塗抹岩玫瑰純精油，此階段須避免直接塗抹於傷口上，敏感肌使用前可先稀釋。 **❸ 抗衰老** 將 6 滴岩玫瑰精油加入 8 毫升荷荷芭油與 2 毫升玫瑰果油中，作為面油使用。 **❹ 提振免疫** 在 10 毫升甜杏仁油中，加入 10 滴岩玫瑰精油，每日睡前塗抹於胸口與脊椎兩側肌膚。3 歲以下幼童使用可將精油劑量調整為 2 滴；3 ～ 6 歲加入 5 滴；6 歲～ 12 歲則加入 8 滴。12 歲以上青少年則可使用與成人相同的劑量。

✤ 促進傷口癒合

將岩玫瑰與乳香精油調和在一起，消毒傷口後取出複方純精油薄塗於傷口周圍，再進行包紮。在傷口修護過程中，可持續將複方純精油塗抹於傷口周圍，強化修護速度。

✤ 抗衰老

調和岩玫瑰、乳香，以及永久花精油，並將 6 滴複方精油稀釋於 8 毫升荷荷芭油與 2 毫升玫瑰果油，調製成抗衰老面油，若肌膚油脂分泌較為旺盛，可增加荷荷芭油並減少玫瑰果油比例。

✤ 提振免疫

在 10 毫升甜杏仁油中，加入 10 滴調和了岩玫瑰、乳香、月桂，以及桉油醇樟精油的複方（依照個人喜愛的氣味調整比例），每日塗抹於胸口與脊椎兩側肌膚。3 歲以下幼童使用可將精油劑量調整為 2 滴；3 ～ 6 歲加入 5 滴；6 歲～ 12 歲則加入 8 滴。12 歲以上青少年則可使用與成人相同的劑量。

「突破框架」轉念呼吸法

配方：岩玫瑰精油 1 滴（肌膚敏感者可加入 1 ～ 2 滴荷荷芭油稀釋）。

用法：於睡前塗抹於眉心與人中部位，並進行吸氣 4 秒、憋氣 4 秒，再吐氣 4 秒的呼吸循環，重複 18 次後就寢。每日晨起後將夢境感受與心得記錄於筆記本上，至少持續 21 天。

功效：若想透過香氣的陪伴，幫助自己覺察自己的舊習慣，並且突破現有框架，可以試試這個呼吸法。

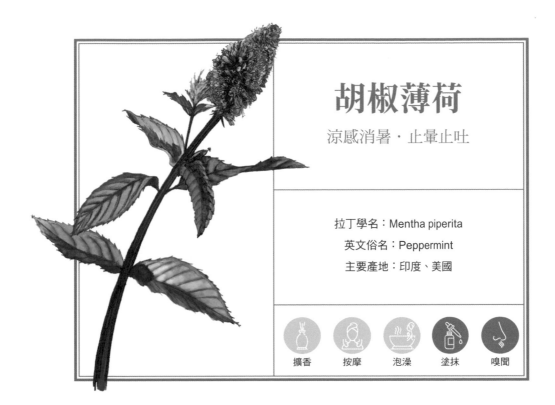

胡椒薄荷

涼感消暑‧止暈止吐

拉丁學名：Mentha piperita

英文俗名：Peppermint

主要產地：印度、美國

擴香　　按摩　　泡澡　　塗抹　　嗅聞

　　胡椒薄荷的氣味十分清涼，許多人會將其用來止暈止吐，亦是新手居家精油包的必備選擇。將胡椒薄荷精油使用在皮膚上可帶來降溫感受，但因為其降溫效果十分顯著，所以建議不要大範圍、高濃度塗抹，避免造成神經系統的「過冷」反應。

　　若夏日想要消暑，胡椒薄荷純露是很安全的替代品，無論是直接濕敷頸後，或者是裝入噴瓶噴灑空間中，都是既安全又有效的消暑良方。

　　除了用來消暑，胡椒薄荷還是強效養肝精油，適合飲食過度油膩的外食族使用。胡椒薄荷也適合用於大型手術或密集服藥後的恢復期，可單方使用或結合其他精油調成複方，幫助身體恢復氣力。

　　胡椒薄荷的止痛效果也極好，可應用在頭痛、偏頭痛，或帶狀皰疹疼痛等情境（使用前須充分稀釋）。胡椒薄荷的滋補力道，亦可作用於心臟

無力或者血壓較低的個案，幫助強心。

在情緒層面上，胡椒薄荷適合用於感性氾濫而理性缺失的情境中，用其清涼的氣息，幫助撥開情感迷霧，以理性分析事件核心，並搭配獨具創造力的觀點，解決眼前的問題。

注意事項：心室顫動與蠶豆症患者需避免使用。嬰幼兒或敏感肌使用時也須在充分稀釋後，避開眼、唇等黏膜部位。

療效	**生理** 止暈止吐、止痛、祛暑降溫、外食族養生。 **情緒** 發展理性、將注意力拉回眼前問題。
適用空間	辦公室、臥室、旅遊、浴室。
症狀‧使用方法	**❶ 止暈止吐** 若搭乘交通工具時感到暈眩想吐，可取出胡椒薄荷精油嗅聞，或者可事前將 6 滴胡椒薄荷精油加入 10 毫升荷荷芭油中隨身攜帶，塗抹於頭皮兩側與太陽穴部位（使用時需避開眼唇部位）。 **❷ 止痛** 若遭遇關節痛、神經抽痛，或者是帶狀皰疹疼痛時，可將 8 滴胡椒薄荷精油，加入 10 毫升甜杏仁油中，直接塗抹於疼痛部位。若要處理頭痛與偏頭痛，則可將精油劑量下修為 6 滴。大範圍塗抹前建議先進行局部敏感性測試。

❸ 祛暑降溫

盛夏時節，可將 6 滴胡椒薄荷精油加入 10 毫升甜杏仁油中，於酷暑難耐時塗抹於頸後、腋下以及胸口等肌膚部位，為肌膚降溫的同時亦可消除體味。

❹ 外食族養生

調和 18 滴胡椒薄荷精油與 30 毫升甜杏仁油後，塗抹於右側肋骨下方肝區部位後熱敷，每週進行 1 次。

若想加強療效的
香氣好夥伴

✛ 止痛

以個人對氣味的喜好，調和胡椒薄荷、西伯利亞冷杉，以及月桂 3 款精油，並取出 10 滴完成後的複方精油，加入 10 毫升甜杏仁油中，塗抹於疼痛部位。

✛ 外食族養生

調和胡椒薄荷、甜橙，以及少量的薑精油，並取出 30 滴複方精油加入 30 毫升甜杏仁油中，每週 1 次塗抹於右側肋骨下方肝區後熱敷。

「發展理性」轉念呼吸法

配方：胡椒薄荷精油 1 瓶。

用法：可閉上眼睛取出胡椒薄荷精油嗅聞，以吸 4 秒吐 4 秒的節奏，逐一拆解眼前的問題，並且詢問自己目前的想法是「事實」還是自己的「詮釋」。

功效：若受到漲滿情緒的影響，沒辦法理性判斷眼前事物，可用上述呼吸法，透過反覆的內在檢驗，喚回自己的理性。

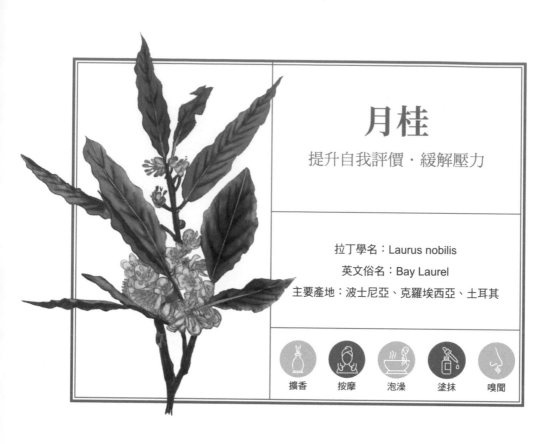

月桂

提升自我評價‧緩解壓力

拉丁學名：Laurus nobilis

英文俗名：Bay Laurel

主要產地：波士尼亞、克羅埃西亞、土耳其

擴香　按摩　泡澡　塗抹　嗅聞

　　象徵勝利的月桂，自古以來便是重要的「自信」用油，幫助我們看到自身優點。月桂是西方燉湯或肉類料理中不可或缺的香料。既然是香料類，對消化系統就有幫助。月桂對於腸胃發炎、病毒感染、消化不良、或者是積食嚴重的狀況都有顯著效益。

　　此外，溫和的月桂也對口部疼痛與感染很有幫助，諸如口角發炎、口瘡、牙齦腫脹、牙齒疼痛等狀況，是居家重要急救用油。在流感期間，月桂也可提振免疫力，強健呼吸系統，也能緩解壓力過大造成的胸悶。

　　分子多元的月桂也很適合用來止痛，可處理坐骨神經疼痛、帶狀皰疹發作時的抽痛，以及肌肉或關節的痠痛。

　　注意事項：若依正常濃度使用，月桂是非常安全的精油。唯獨用來處理口腔問題時，需再三確認精油來源植物之種植方式與萃取品質。

療效	**生理** 促進消化、口腔消炎、提振免疫、止痛。 **情緒** 提升自我評價。
適用空間	餐廳、臥室、運動空間。

症狀‧使用方法

❶ 促進消化

若感覺消化不順，或者腸胃道有慢性發炎狀況，可取 10 滴月桂精油加入 10 毫升甜杏仁油，於飯前 30 分鐘及飯後 2 小時塗抹於腹部，順時針方向輕柔按摩。

❷ 口腔消炎

取月桂純精油，薄塗於腫脹疼痛部位，每 2 小時 1 次。另可搭配口服橄欖油，加強口腔消炎效果。亦可選用月桂純露漱口替代。

❸ 提振免疫

混合 10 毫升甜杏仁油與 10 滴月桂精油，在感冒季節來襲時，塗抹於胸口、喉嚨，以及背部脊椎兩側肌膚部位。

❹ 止痛

將 10 ～ 15 滴月桂精油調和進 10 毫升荷荷芭油中，塗抹於疼痛部位，可有效止痛。

香氣好夥伴

✢ 促進消化

針對消化不良問題，可依個人氣味喜好，調和月桂、甜羅勒，以及薑精油，並取 10 滴調和出來的複方，加入 10 毫升甜杏仁油中，每日飯前 30 分鐘與飯後 2 小時各按摩腹部 1 次。

✢ 免疫提振

調和月桂、乳香以及桉油醇樟，在換季或免疫力疲弱時，將 10 滴複方精油加入 10 毫升甜杏仁油中，每 2 小時塗抹於胸口與背部。3 歲以下幼童使用可將精油劑量調整為 2 滴；3 ～ 6 歲加入 5 滴；6 歲～ 12 歲則加入 8 滴。12 歲以上青少年則可使用與成人相同的劑量。

✢ 止痛

依個人對氣味的喜好，調和月桂、胡椒薄荷、西伯利亞冷杉 3 款精油，並取出 10 滴完成後的複方精油，加入 10 毫升甜杏仁油中，塗抹於疼痛部位。另外若是體質較為寒涼的個案，配方也可改用月桂與薑精油調和，增添溫暖感受。

「提升自我評價」轉念呼吸法

配方：月桂精油 1 滴。

用法：將精油塗抹在胸口，並將雙手置於鼻前，持續進行吸 4 秒、憋氣 4 秒、吐氣 4 秒的呼吸練習。並在腦海中練習將負面情緒轉正。

功效：將「我不夠好」的念頭，轉換為「我還有更好的空間」，在月桂的香氣中，找到轉念的可能。

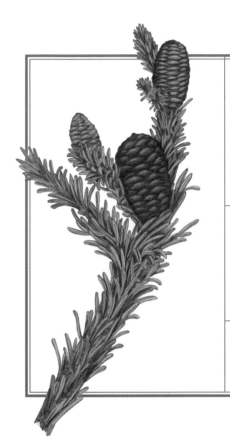

西伯利亞冷杉
調理慢性疲勞・補充氣力

拉丁學名：Abies sibirica
英文俗名：Siberian Fir
主要產地：俄羅斯

擴香　按摩　泡澡　塗抹　嗅聞

　　西伯利亞冷杉的香氣宛如踏進黑森林，是讓人願意深呼吸的清新香氣，能幫助加深呼吸力道，並調理慢性咳嗽或呼吸道不適。

　　在面對能量低落、體力低下，或者慢性疲勞的狀態，西伯利亞冷杉也是重要的香氣盟友。無論是擴香或者是按摩，都能有效幫助我們舒緩累積壓力。除此之外，西伯利亞冷杉也能安撫長期維持同一姿勢導致的筋骨痠痛與肌肉疼痛，非常適合久站久坐的上班族使用。

　　西伯利亞冷杉的香氣，在情緒上能幫助我們發展至高視野，拉高意識狀態來面對生命中的各種遭逢。也可以用更自在的態度看待各種經驗，培養多元觀點。

療效	**生理** 調理慢性呼吸道問題、提振能量、舒緩筋骨痠痛。 **情緒** 拉高視野，打造自由心靈。
適用空間	辦公空間、起居室、臥室。
症狀・使用方法	**❶ 調理慢性呼吸道問題** 在室內可使用西伯利亞冷杉精油擴香，也可隨身攜帶西伯利亞冷杉精油嗅聞。亦可將 10 滴西伯利亞冷杉精油加入 10 毫升甜杏仁油中，每日塗抹於胸口以及背後肌膚部位。症狀發作時可提升使用頻率至每 2 小時 1 次。 **❷ 提振能量** 若感覺受到慢性疲勞影響，可取出適量西伯利亞冷杉精油，塗抹於手臂內側肌膚以及後腰肌膚部位，並進行輕柔推捏（肌膚敏感者須稀釋）。 **❸ 舒緩筋骨痠痛** 將 10 滴西伯利亞冷杉精油稀釋於 10 毫升甜杏仁油中，每日塗抹於疼痛部位直到疼痛緩解。

若想加強療效的
香氣好夥伴

✤ 調整慢性呼吸道問題
依照喜歡的氣味比例，調和西伯利亞冷杉、月桂與真正薰衣草精油，作為每日擴香使用。

✤ 提振能量
可將西伯利亞冷杉與其他具備清新氣味的精油（如胡椒薄荷、月桂、澳洲尤加利等等）共同調和，可作為空間擴香，或者是取出適量複方精油，塗抹於手臂內側與後腰肌膚（若複方中含有胡椒薄荷或肌膚敏感者則須稀釋）。

✤ 舒緩筋骨痠痛
調和西伯利亞冷杉、月桂，以及薑精油（依照個人氣味喜好），並取出 10 滴複方加入 10 毫升甜杏仁油中，每日塗抹於疼痛部位。

「打造自由心靈」轉念呼吸法

配方：西伯利亞冷杉精油 1 瓶。

用法：可以每日空出 5 分鐘的時間，持續嗅聞西伯利亞冷杉精油。以吸 7 秒吐 11 秒的節奏反覆呼吸，並想像自己彷彿大樹一樣持續生長，持續這個呼吸練習 40 天。

功效：若覺得自己卡在特定的觀點與視角中，沒辦法用全面觀點看待生命經驗，因此受到長期情緒（如：憎恨、厭惡）所苦，可進行此呼吸法。

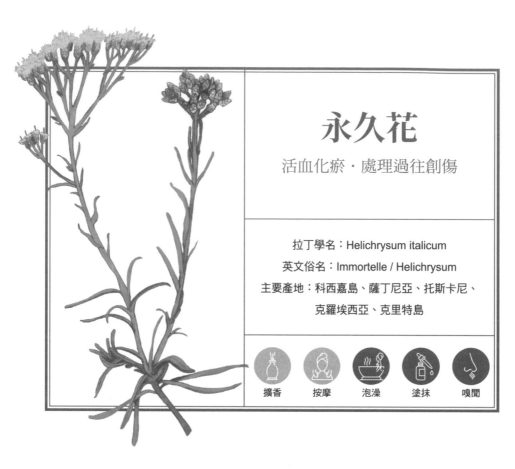

永久花

活血化瘀・處理過往創傷

拉丁學名：Helichrysum italicum

英文俗名：Immortelle / Helichrysum

主要產地：科西嘉島、薩丁尼亞、托斯卡尼、
克羅埃西亞、克里特島

擴香	按摩	泡澡	塗抹	嗅聞

　　永久花的品種眾多，芳香療法中最常使用的是義大利永久花，修護肌膚的效果極好，可促進傷口快速癒合，也能促使膠原蛋白生成，甚至還有美白效果。因此義大利永久花的精油或者萃取物被許多保養品牌加入臉部保養品中，用來修護熟齡或暗沉肌膚。

　　義大利永久花的化瘀效果在市面上的精油當中，稱得上數一數二。對於內外瘀血、局部傷口，甚至情緒上的陳年舊傷，義大利永久花都能帶動轉換與流動，幫助排除長期積累的沉痾。因此，義大利永久花適合應用於身心的創傷後修復，幫助內外在重新歸零整合。

　　在芳香療法中，當討論到招桃花精油，玫瑰、茉莉、依蘭等香花可能都能發揮作用。但一談到「分手療傷精油」，永久花就是一等一的絕對王者。永久花的流動力能幫助我們走出分離帶來的各種負面情緒，直面失去

所愛的事實，卻仍保有繼續前行的動力。

　　注意事項：永久花的屬性雖然相對安全，但由於其化瘀效果顯著，因此服用抗凝血藥物時，建議暫時停止使用永久花精油。

療效	**生理** 化瘀、肌膚保養（調理細紋、暗沉、促進膠原生成）。 **情緒** 處理過往創傷經驗、分手療傷。
適用空間	臥室、遊戲間、旅行。
症狀・使用方法	**❶ 化瘀** 將 10 滴永久花精油加入 10 毫升荷荷芭油中，每 2 小時在瘀傷部位塗抹 1 次。若瘀傷嚴重（但無開放性傷口），亦可取出 1 滴永久花純精油，薄塗於瘀血部位，每 2 小時塗抹 1 次。 **❷ 肌膚保養** 將 6 滴永久花精油加入 8 毫升荷荷芭油與 2 毫升玫瑰果油中調和，作為日常保濕面油使用（油性肌膚可酌量減少玫瑰果油比例）。 **❸ 處理過往創傷經驗** 將 30 滴永久花精油加入 30 毫升荷荷芭油當中，每週進行 1 次塗油泡澡，進行情緒大掃除。

若想加強療效的
香氣好夥伴

✤ 化瘀

可將永久花與月桂精油調和，帶動局部循環，稀釋後每 2 小時在瘀傷部位塗抹 1 次（比例可參考上一頁使用方式第 ❶ 點）。亦可純精油局部塗抹。

✤ 肌膚保養

將永久花、天竺葵與依蘭調和在一起，參考使用方式第 ❷ 點的比例，調和出回春面油。

✤ 處理過往創傷經驗

調和永久花與西伯利亞冷杉，參考使用方式第 ❸ 點的比例，每週進行塗油泡澡，拉高觀點與視野。

「分手快樂」轉念呼吸法

配方：永久花精油 1 瓶。

用法：嗅聞永久花精油，以吸 7 秒吐 11 秒的節奏，進行 10 個循環的深呼吸。在深呼吸過程中，想像自己的胸口存在 9 顆小太陽，不斷把寒冰般的負面情緒融化，讓這些情緒經過身體的水道流至體表，然後慢慢蒸散。

功效：若與珍惜的人事物分離，導致情緒受到劇烈影響，可進行上述呼吸法。

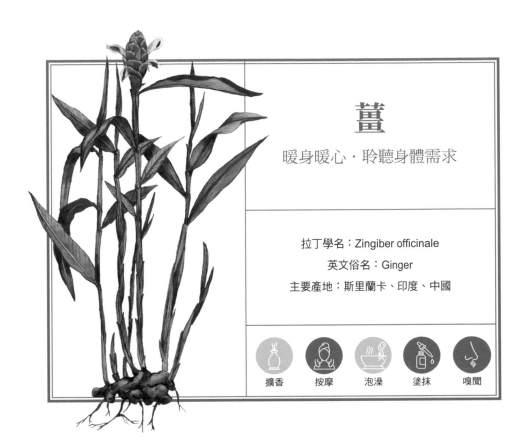

薑

暖身暖心・聆聽身體需求

拉丁學名：Zingiber officinale
英文俗名：Ginger
主要產地：斯里蘭卡、印度、中國

擴香　按摩　泡澡　塗抹　嗅聞

　　在中華料理飲食文化中不可或缺的薑，屬性極為溫暖，可藉由各種應用方式發揮溫熱效果。應用在消化系統時，薑精油可以推動消化能量，處理消化不良、腹脹、便祕、腸胃不適等問題。薑精油也是調理暈眩想吐感受的必備精油，尤其感覺胡椒薄荷氣味太過清涼的個案，薑是另一個止吐的極佳選擇，很適合孕婦害喜時嗅聞，緩解不適。

　　薑的溫熱屬性也能催化身體原始本能，讓我們感知身體存在，進而聆聽身體需求。此外，薑也可用來提高性機能，也很適合與其他花朵類香氣調和成「愛情靈藥」，增添生活情趣。暖熱的薑也能排除季節轉換時的受寒。尤其是頻繁進出冷氣房，沾染上由溫差造成的「冷氣病」，薑的溫熱能帶動氣血循環，減緩受寒症狀。

　　注意事項：薑如果採用蒸餾法萃取，便不含刺激肌膚成分，可安心使

用在皮膚上。但若採用超臨界二氧化碳萃取法（CO2 extraction）提煉，便會使皮膚發紅發熱，購買前可先向確認商家其萃取方式。

療效	**生理** 促進消化、止暈止吐、提高性機能、緩解受寒症狀。 **情緒** 提高身體感知。
適用空間	臥室、餐廳、旅行。
症狀・使用方法	**❶ 促進消化** 取 10 滴薑精油調和 10 毫升甜杏仁油，於飯前 30 分鐘與飯後 2 小時塗抹於腹部，進行順時針按摩。若腸胃道發炎或便祕嚴重時，可每 2 小時塗抹 1 次。 **❷ 止暈止吐** 於需要時，直接取出薑精油進行嗅聞，或者可取 1 滴於手中搓開後，塗抹於胸口與腹部位置。 **❸ 提振性機能** 將 10 滴薑精油加入 10 毫升荷荷芭油中，每日睡前進行下腹、後腰，以及性器的按摩。男性可薄塗於陰囊、陰莖肌膚，女性則可將濃度改為 5 滴薑精油搭配 10 毫升植物油，塗抹於外陰部或骨盆部位。 **❹ 緩解受寒症狀** 調和 5 毫升甜杏仁油與 10 滴薑精油（肌膚敏感者則薑精油改為 5 滴），在受寒時塗抹於腹部、胸口，以及後頸部位，並佐以吹風機或者熱敷包局部加溫。

┌─ 若想加強療效的 ─┐
香氣好夥伴

♣ 促進消化

調和薑、甜橙，以及甜羅勒精油，參照上一頁使用方式第 ❶ 點應用。

♣ 止暈止吐

依照個人喜愛的氣味比例，調和薑、甜橙，以及胡椒薄荷精油，調成複方後隨時吸聞。

♣ 提高性機能

將薑、天竺葵、依蘭精油共同調和，依照上一頁的使用方式第 ❸ 點之比例調和植物油後，每日進行按摩。

♣ 緩解受寒症狀

可視症狀方向調整用油。以呼吸道為主症狀，可搭配月桂、尤加利精油等香氣；消化系統症狀則可加入甜羅勒、佛手柑精油。並依照使用方式第 ❹ 點之比例稀釋後，塗抹在需要部位。

「身體感知」轉念呼吸法

配方：薑精油 1 瓶。

用法：取出薑精油嗅聞後，將意識先集中在頭頂，並且在吸 4 秒、吐 8 秒的呼吸節奏間，緩慢移動意識從頭頂向正面移動，逐一透過想像感知自己的臉部、脖頸處、胸口、腹部、下腹、鼠蹊部、腿部、腳掌……等等。正面每個部位都經過意識掃描後，可將注意力拉高回頭頂，再進行背部的掃描。

功效：透過薑精油的香氣與意識練習，來與身體產生連結。

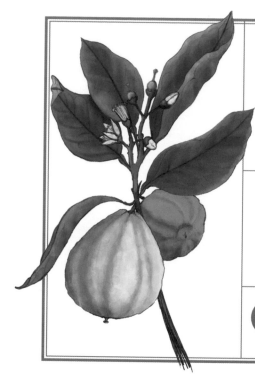

佛手柑

驅散憂鬱・追尋生命的光亮

拉丁學名：Citrus bergamia

英文俗名：Bergamot

主要產地：義大利、巴西、希臘、象牙海岸

擴香　　按摩　　泡澡　　塗抹　　嗅聞

　　佛手柑，又名香柑，果實形狀渾圓，其氣味同時保有柑橘類的果香，以及薰衣草般的甜美氣息，是既提振又鎮靜的完美搭配，非常適合當作「破冰」香氣使用，引導不習慣香氣的個案慢慢接受芳香療法。

　　佛手柑和甜橙一樣，可以用來調理消化不良問題，尤其針對壓力造成的消化失衡，可以扮演身心的「通樂」，調理腸胃機能的同時，也舒緩症狀背後的慢性壓力。也可以用來平衡調香，甜美氣味磨去突出香調的稜角，讓整體氣息更加和諧。

　　妙用無窮的佛手柑，也是調控油性膚質的必備香氣。然而，佛手柑精油的光敏性相當高，使用在肌膚上時需特別注意避免日曬。因此，若想將佛手柑調和植物油作為日間面油使用，可選購以分餾方式處理過的佛手柑FCF精油，其致光敏性成分已降到最低，因此可安心使用在肌膚上。

雖然佛手柑 FCF 的肌膚應用性較廣，但用來日常擴香或處理情緒問題時，還是得要選用未經處理的佛手柑精油，借用其小太陽般的正向能量，驅散心中的陰暗，進而追尋屬於自己的光亮。

注意事項：市面上常見另一種佛手柑，是枸櫞的變種，果實形狀如手指狀，亦有人將其果皮乾燥後用來焚燒薰香，但它並不是用來蒸餾精油的品種，建議購買前仍須向商家確認學名。

療效	**生理** 調理消化系統、舒緩慢性壓力、調控油性膚質。 **情緒** 驅散憂鬱情緒。
適用空間	辦公室、臥室、餐廳。

症狀・使用方法

❶ 調理消化系統

將 10 滴佛手柑精油，加入 10 毫升荷荷芭油中調和，飯前 30 分鐘與飯後 2 小時塗抹於腹部順時針按摩。對於壓力造成的消化不良效果極佳。

❷ 舒緩慢性壓力

可每 2 小時擴香 1 次佛手柑精油，讓香氣持續充滿於空間中。亦可於睡前取出 1 滴佛手柑精油，在手心搓揉後塗抹於胸口與下腹肌膚（塗抹部位需避免曰曬），肌膚敏感者須稀釋。

❸ 調控油性膚質

將 6 滴佛手柑 FCF 精油，加入 10 毫升甜杏仁油，作為面油使用。

┌─────────────────────┐
　　　　　若想加強療效的
　　　　　香氣好夥伴
└─────────────────────┘

♣ 調理消化系統（壓力型消化問題）

依照喜愛的氣味比例，調和佛手柑、甜羅勒，以及月桂精油，參考上一頁使用方式第 ❶ 點的比例與用法，來加強排除平常累積的慢性壓力，進而調理腸胃問題。

♣ 舒緩慢性壓力

將佛手柑、薰衣草、西伯利亞冷杉與岩蘭草精油依照喜愛的比例調和後，用於空間擴香，或睡前取出 1 滴塗抹於胸口、下腹（塗抹部位需避免日曬），肌膚敏感者須稀釋。

♣ 調控油性膚質

調和佛手柑 FCF、澳洲尤加利、大西洋雪松，以及西伯利亞冷杉等精油，以上一頁使用方式第 ❸ 點之比例調和後，作為面油使用。

「驅散憂鬱情緒」轉念呼吸法

配方：佛手柑精油 1 瓶。

用法：❶ 可直接嗅聞佛手柑精油，搭配吸 4 秒吐 8 秒的節奏，讓呼吸更加深長。接著將手掌置放於胸口，並在腦海中想像自己被黃橙光線包圍，緩慢放鬆身體緊繃部位，保持呼吸直到負面情緒較為緩解。

　　　❷ 也可將佛手柑精油置入精油項鍊或擴香磁扣中隨身佩戴。

功效：適合情緒低落時使用。

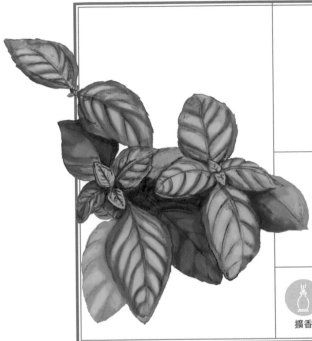

甜羅勒

激勵消化・強化抗壓性

拉丁學名：Ocimum basilicum L.

英文俗名：Sweet Basil

主要產地：埃及、尼泊爾、印度

擴香

按摩

泡澡

塗抹

嗅聞

　　羅勒在世界各地都是重要香料，而本篇介紹的是主要應用於西方餐飲中，氣味最甜美、使用起來也較無禁忌的「甜羅勒」。

　　甜羅勒略帶花香，具有強力的滋補效果。主要作用於消化系統的激勵，能夠驅除脹氣（尤其是食用過多乳製品），加強消化機能，因此是肉食主義者必備的調理用油。對於體虛消化差的幼兒，甜羅勒也能溫和激勵消化機能，進而補強幼兒的免疫力。

　　脾胃機能虛弱，容易出現「虛不受補」的狀況，這時候甜羅勒也是非常重要的敲門磚，能夠強化脾胃運化能力，讓營養徹底被身體吸收，因此也很適合在病後初癒時使用。甜羅勒在情緒上能提升抗壓性，適合在長期抗戰前持續使用，除維持身心穩定之外，也能避免忙碌過後體力與心力崩盤的狀況發生。

注意事項：除了甜羅勒之外，芳香療法中還常見神聖羅勒、熱帶羅勒、檸檬羅勒，以及丁香羅勒等不同品種與變種，雖都有羅勒的促進消化作用，但因其主要芳香分子不同，因此各有使用上的禁忌，建議購買前先向商家以學名確認品項。

療效	**生理** 驅除脹氣、滋補幼兒消化、病後初癒滋補。 **情緒** 強化抗壓性。
適用空間	餐廳、兒童房。
症狀·使用方法	**❶ 驅除脹氣** 將 10 滴甜羅勒精油加入 10 毫升甜杏仁油中，於飯後 1 小時塗抹於腹部，並進行輕柔的順時針按摩。若脹氣嚴重，亦可把配方中的甜羅勒精油改為 20 滴，調和進 10 毫升甜杏仁油中，每 2 小時取出適量按摩油滴入肚臍（若皮膚敏感者需避免高濃度用法）。 **❷ 滋補幼兒消化** 將 6 滴甜羅勒精油加入 10 毫升甜杏仁油中，針對消化系統較為疲弱的 3 歲以上幼兒（3 歲以下可改用甜羅勒純露貼敷），每日早晨與晚間各 1 次順時針按摩腹部，激勵消化力。 **❸ 病後初癒滋補** 在 10 毫升甜杏仁油中，加入 10 滴甜羅勒精油，每日按摩於腹部以及背部脊椎兩側，以及膝蓋上方部位。

┌─────────────────────┐
│ 若想加強療效的
│ ## 香氣好夥伴
└─────────────────────┘

♣ 驅除脹氣

依照個人氣味喜好，調和甜羅勒、甜橙（壓力較大者可使用佛手柑）、薑、迷迭香等精油，並參考上一頁的使用方式第 ❶ 點應用（配方中若有甜橙或佛手柑，使用後需避免陽光曝曬）。

♣ 滋補幼兒消化

在配方中調和甜羅勒與薑精油，依照上一頁的使用方式第 ❷ 點的比例，製成幼兒腹部按摩油，每天早晚各按摩 1 次。

♣ 病後初癒滋補

調和甜羅勒、茶樹、薑與月桂精油，在 10 毫升甜杏仁油中，加入 10 滴複方精油，塗抹於脊椎兩側、腹部，以及膝蓋上方肌膚部位。

「強化抗壓性」轉念呼吸法

配方：甜羅勒精油 1 滴。

用法：在手上搓開甜羅勒精油，先塗抹於後腰部位後再行嗅聞，保持吸氣 4 秒、憋氣 4 秒，吐氣 4 秒的呼吸節奏進行 10 個深呼吸。接著將雙手順著肩膀，交叉從頸部到肩頭撫順，想像在這個動作中隨著呼吸把壓力卸下，重複做 10 次後，再將雙手置放於鼻頭，深深吸聞甜羅勒氣味後結束。

功效：卸除生活中的壓力。

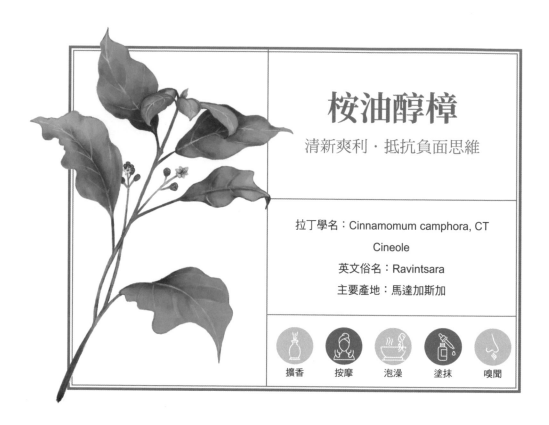

桉油醇樟

清新爽利・抵抗負面思維

拉丁學名：Cinnamomum camphora, CT Cineole

英文俗名：Ravintsara

主要產地：馬達加斯加

擴香　按摩　泡澡　塗抹　嗅聞

　　羅文莎葉已被正名為桉油醇樟，是由台灣引種至馬達加斯加的植物，過去曾被誤認為芳香羅文莎葉（Ravensara aromatica）。

　　氣味清新的桉油醇樟，處理呼吸道問題與抗病毒能力皆屬頂尖，能處理鼻竇發炎、流感、呼吸道痰液過多的問題，在換季時是不可或缺的呼吸道幫手，其增強免疫力的效果也不可小覷，是預防與治療階段皆可以使用的香氣。

　　桉油醇樟也能處理病毒造成的帶狀皰疹、唇皰疹，或因過度疲累而產生的肌肉痠痛與失眠問題，非常適合傳染病期間使用，同步提振身心靈不同層次的力量。爽利的氣味也能幫助理清複雜的人際關係，拒絕墜入「有毒關係」的糾纏，不被他人的負面情緒影響，自信且堅定地掌握自己的命運。

注意事項：桉油醇樟與芳香羅文莎葉的芳香分子組成差異極大，購買時需特別注意學名。

| 療效 | **生理**
呼吸道養護、抗病毒、強化神經系統。
情緒
斬斷有毒關係、隔絕負面能量。 |

| 適用空間 | 辦公室、醫療院所、旅行、臥室。 |

| 症狀‧使用方法 | ❶ 呼吸道養護
處理帶有黏液的呼吸道症狀（如流鼻水、痰液、鼻塞……等）或者流行性感冒造成的症狀，皆可調和 10 滴桉油醇樟精油與 10 毫升荷荷芭油，並塗抹於喉嚨與胸口部位。若鼻腔症狀嚴重，亦可用棉花棒沾取部分調和後的按摩油塗抹於鼻腔，每 2 小時塗抹 1 次。
❷ 抗病毒
可將桉油醇樟精油加入 75% 酒精當中，做成隨身乾洗手（30 毫升酒精中加入 30 滴精油，可依比例增加或減少整體容量），亦可作為環境清潔噴霧，避免病毒感染。
❸ 強化神經系統
若遇失眠或疲倦無力等狀況持續發生，可將 10 滴桉油醇樟精油加入 9 毫升荷荷芭油與 1 毫升瓊崖海棠油，充分混合後每日塗抹於脊椎兩側肌膚，並加強於枕骨部位的按摩。 |

┤ 若想加強療效的 ├

香氣好夥伴

♣ 呼吸道養護

調和桉油醇樟、月桂、澳洲尤加利等精油，依照上一頁的使用方式第
❶ 點的比例調配，塗抹於喉嚨與胸口部位。若是呼吸道偏乾，整體有
乾咳的狀況，則可調和桉油醇樟、真正薰衣草，以及西伯利亞冷杉，
以同樣的使用方式來安撫呼吸道。

♣ 強化神經系統

依照個人喜愛的氣味比例，將桉油醇樟、甜羅勒，以及甜馬鬱蘭精油
共同調和，依照上一頁的使用方式第 ❸ 點的比例進行應用。

「斬斷有毒關係」轉念呼吸法

配方：桉油醇樟精油 1 滴。

用法：將精油置於手心搓開後，塗抹於喉嚨部位，並將雙手持續置於塗抹部位，
　　　接著將意識專注在精油香氣上，以吸 4 秒吐 4 秒的節奏，先進行 10 個深
　　　呼吸。接著在心中默念「斬斷」9 次，持續這個呼吸練習 40 天。

功效：可建立起強大的情緒保護網，不再被負面關係左右。

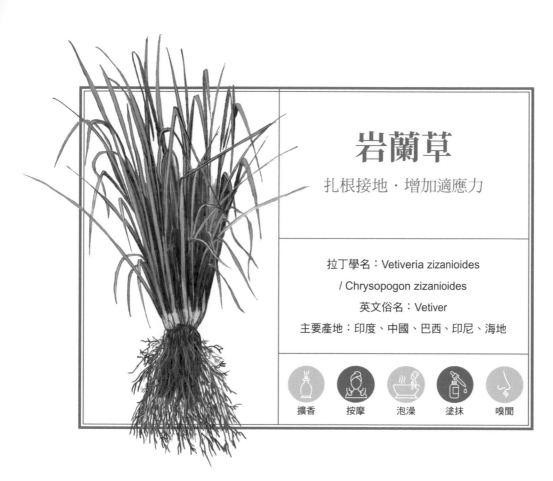

岩蘭草

扎根接地‧增加適應力

拉丁學名：Vetiveria zizanioides
/ Chrysopogon zizanioides
英文俗名：Vetiver
主要產地：印度、中國、巴西、印尼、海地

擴香　　按摩　　泡澡　　塗抹　　嗅聞

　　岩蘭草的氣味宛如雨後泥土般深沉，適合為調香添加木質或泥土般穩重調性，在香水業受到極大的喜愛。

　　用於肌膚保養時，岩蘭草能夠發揮強大保濕力同時修護肌膚細紋，也能防止黑色素生成。此外，岩蘭草具備推動氣血作用，能夠幫助身體造血，並促進循環，非常適合調理婦科問題。因此，岩蘭草可說是現代女性「內外校正」必備的精油之一。

　　現代人因為腦袋動得多，反而相對缺乏身體鍛鍊，便容易覺得生活不夠踏實。岩蘭草植物的根系非常長，能帶來強大扎根能量，對於分離焦慮、財富焦慮，或者是各種日常生活中的人小恐懼，都有定錨效果，幫助我們跳脫「非此不可」的狹隘觀點，在各種生存條件中都能發展出最適合當下的狀態。

注意事項：岩蘭草精油若開瓶後久未使用，可能會變得黏稠。若有無法滴出的問題時，可在手心稍微搓熱後再嘗試滴出。

療效	**生理** 肌膚保養、推動循環、安撫鎮定。 **情緒** 相信「一切安排都有意義」、增加適應力。
適用空間	臥室、旅行（登山）、隨身攜帶。

症狀‧使用方法

❶ 肌膚保養

將 6 滴岩蘭草精油加入 10 毫升荷荷芭油中，作為面油使用，調理細紋與黑斑。若肌膚較乾，可將植物油比例改為 8 毫升荷荷芭油與 2 毫升玫瑰果油，加強保濕。

❷ 推動循環

將 10 滴岩蘭草精油加入 10 毫升甜杏仁油中，每日進行按摩。若有經血過少問題，可將精油份量提升至 15 ～ 20 滴，在經期前 7 天加強塗抹於下腹，並佐以局部熱敷，帶動身體循環。

❸ 登山前保養

混合 15 滴岩蘭草精油至 10 毫升荷荷芭油中，在登山前的 14 天起，每日將按摩油塗抹於手臂內側、胸口，以及膝蓋上方的肌膚部位，加強預防高山症。

❹ 安撫鎮定

經歷各種焦慮與恐懼時，可將 30 滴岩蘭草精油加入 30 毫升甜杏仁油中，每日早晚將按摩油塗抹於脊椎兩側與胸口部位。

若想加強療效的
香氣好夥伴

✤ 肌膚保養
依照喜歡的氣味比例調和岩蘭草、永久花與依蘭精油，以上一頁使用方式第 ❶ 點之比例調和植物油，強化修護肌膚效果。

✤ 推動循環
將岩蘭草、月桂以及永久花精油共同調和，依照上一頁使用方式第 ❷ 點的指示使用。

✤ 安撫鎮定
混合岩蘭草、真正薰衣草，以及甜馬鬱蘭精油，可隨身攜帶並於焦慮時嗅聞，或者參考上一頁的使用方式第 ❹ 點，進行每日按摩。

「增加適應力」轉念呼吸法

配方：岩蘭草精油適量。

用法：取適量精油，塗抹於雙腳腳底後，躺在床上雙手雙腳張開在一個舒服放鬆的姿勢（如瑜伽法的「大休息」），接著想像從腳底生長出宛如植物般的根系，並持續進行吸8秒吐8秒的呼吸練習，至少重複進行10個深呼吸。

功效：當外在環境不能被改變，岩蘭草能幫助我們調適自我心態，適應當前條件與局勢。

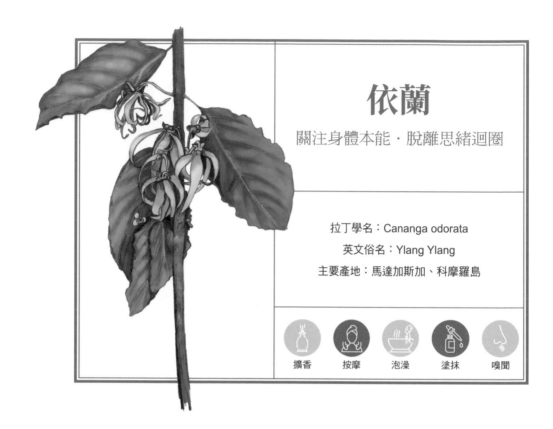

依蘭

關注身體本能‧脫離思緒迴圈

拉丁學名：Cananga odorata

英文俗名：Ylang Ylang

主要產地：馬達加斯加、科摩羅島

擴香　按摩　泡澡　塗抹　嗅聞

　　說到依蘭，許多人第一時間聯想到「催情」，在許多親密關係按摩油中，是不可或缺的香氣。既然可燃起身體本能慾望，就能幫助脫離思緒不停運轉造成的無限焦慮，回到感官帶來的真實訊息。因此，依蘭也是在「心很累」時，重燃生命之火的重要香氣，帶領我們再次感受生命的美好。

　　依蘭的鎮定力極強，能安撫身體的各種「過動」，比如心跳過快、血壓過高，或者是甲狀腺機能亢進，都是依蘭能夠對治的症狀。依蘭也能預防黑色素生成，調理膚色暗沉，在芳香保養中占有一席之地。唯其氣味十分強烈，除非遇到能夠欣賞依蘭獨特芬芳的個案，否則通常建議與其他精油調製成複方，以調和氣味且發揮完整綜效。

　　注意事項：一般來說，依蘭會分 4 個階段蒸餾，萃取出種類不同的芳香分子。香水產業最喜歡花香濃郁的「特級依蘭」，適合為調香增添旖旎

風情。而在芳香療法中，為求療效完整，我們較常選擇含有全成分的「完全依蘭」，購買前需稍加留意標示。

療效	**生理** 催情、安撫鎮定、調理高血壓與心跳過快、肌膚保養（可以預防黑色素生成）。 **情緒** 點燃生命之火，看見生活百般樂趣。
適用空間	臥室、辦公室（心累時使用）、醫療空間。
症狀・使用方法	**❶ 催情** 將 10 滴依蘭精油，加入 8 毫升荷荷芭油與 2 毫升玫瑰果油中，需要增添情趣時，可視需求作為情侶按摩油使用。 **❷ 安撫鎮定** 無論是焦慮或者是情緒低落，都可將 10 滴依蘭精油加入 10 毫升甜杏仁油，調和後塗抹於胸口、腹部，以及脊椎兩側肌膚。 **❸ 調理高血壓與心跳過快** 可將15 滴依蘭精油加入 10 毫升荷荷芭油，混合後每日塗抹於胸口、脖頸處、腋下，及膝蓋後方等部位（若覺得氣味過於濃郁可考慮下頁香氣好夥伴之處方）。症狀嚴重者建議諮詢醫師後再使用。 **❹ 肌膚保養** 將 6 滴依蘭精油加入 10 毫升荷荷芭油中，作為日常肌膚保養使用。曬後若膚色轉黑，亦可作為身體按摩油以增加肌膚更新速度。

若想加強療效的
香氣好夥伴

♣ 催情

依照個人喜愛的氣味比例，調和依蘭、天竺葵，以及薑精油，以上一頁的使用方式第 ❶ 點之比例調和，作為情侶按摩油，或者也能夠每日用於性器按摩。

♣ 安撫鎮定

調和依蘭、真正薰衣草，以及天竺葵精油，可隨身攜帶並於焦慮時嗅聞，或者參考上一頁的使用方式第 ❷ 點，進行每日按摩。

♣ 調理高血壓與心跳過快

調和依蘭、甜馬鬱蘭，與真正薰衣草精油，參考上一頁的使用方式第 ❸ 點進行應用。

♣ 肌膚保養

調和依蘭、永久花，以及天竺葵精油，參考上一頁的使用方式第 ❹ 點應用。若是曬後修護，亦可再加入真正薰衣草精油。

「日日快樂」轉念呼吸法

配方：依蘭精油、荷荷芭油各適量（稀釋濃度看個人對氣味的喜好）。

用法：每日可在早晨出門前取適量塗抹於胸口及雙手掌心位置後，進行深呼吸。呼吸節奏為吸 4 秒吐 8 秒，並在呼吸時反覆如洗手般搓揉手掌。在 10 個呼吸循環後，將自己當下的聯想與靈感寫下來，持續 40 天。

功效：若在當前生活中找不到目標，或覺得心情長期沮喪，感受不到生命喜樂，可試試上述呼吸法。

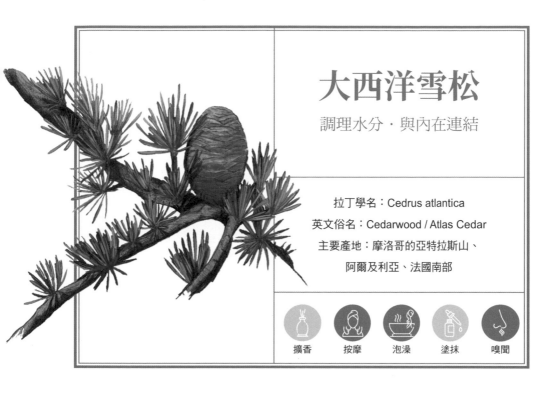

大西洋雪松

調理水分‧與內在連結

拉丁學名：Cedrus atlantica

英文俗名：Cedarwood / Atlas Cedar

主要產地：摩洛哥的亞特拉斯山、
　　　　　阿爾及利亞、法國南部

擴香	按摩	泡澡	塗抹	嗅聞

　　大西洋雪松是著名的引夢精油，其帶有水分感的木質香氣，能帶領我們直面潛意識的訊息，在夢境中尋找生命的解答。

　　香氣中的水分感，也呼應了大西洋雪松的「控水」特質，規律使用便能調理橘皮組織、水腫，或者是體脂肪聚集的身體部位，幫助我們回歸生理上的真實樣貌。

　　調理水分的機能，也作用在肌膚保養層次，大西洋雪松能調理肌膚油脂分泌，同時促進毛髮生長，對壓力、荷爾蒙失調，或飲食過度油膩造成的落髮都有幫助。

　　注意事項：除大西洋雪松外，市面上也可見喜馬拉雅雪松（Cedrus deodara）精油，兩者氣味雖略有不同，但功效相當接近，可互相替代使用。此外，常見的大西洋雪松精油為木質萃取，然而也有部分品項萃取自針葉

部位，兩者屬性極為不同（本篇介紹的為木質蒸餾），購買前建議向商家
確認精油之萃取部位。

療效	**生理** 消除水腫、減重、平衡肌膚油脂分泌、促進毛髮生長。 **情緒** 引夢、探索潛意識。
適用空間	臥室、浴室護髮。
症狀・使用方法	**❶ 消除水腫** 將 10 滴大西洋雪松精油，調和於 10 毫升的荷荷芭油中，按摩於水分滯留部位。 **❷ 減重** 調和 30 滴大西洋雪松精油與 30 毫升甜杏仁油，全身按摩後泡澡或泡腳，每週至少進行 2 次，並搭配飲食控制與規律運動，加強減重效果。 **❸ 平衡肌膚油脂分泌** 在 10 毫升荷荷芭油中，加入 6 滴大西洋雪松精油，作為面油使用。 **❹ 促進毛髮生長** 將 50 滴大西洋雪松精油，加入 100 毫升的無香洗髮精中（可視基底等比例調整精油劑量），每日清潔時使用。亦可於洗髮前，將 5 滴大西洋雪松精油加入 10 毫升瓊崖海棠油中，按摩頭皮並靜置 30 分鐘後，再進行洗髮。

若想加強療效的
香氣好夥伴

✧ 消除水腫

調和大西洋雪松、甜橙,與永久花精油,參考上一頁的使用方式第 ❶ 點應用。

✧ 減重

調和大西洋雪松與桉油醇迷迭香精油,參考上一頁的使用方式第 ❷ 點應用。

✧ 平衡肌膚油脂分泌

混合大西洋雪松、澳洲尤加利、佛手柑 FCF,以及西伯利亞冷杉精油,參考上一頁的使用方式第 ❸ 點進行應用。

✧ 促進毛髮生長

調和大西洋雪松與桉油醇迷迭香精油,以上一頁的使用方式第 ❹ 點之比例,添加於無香洗髮精或加入護髮油中。洗髮後亦可在頭皮噴灑檀香純露後再將頭髮吹乾。

「與夢對談」轉念呼吸法

配方:大西洋雪松精油 1 滴。

用法:在睡前將精油置於手掌搓開,並輕柔按摩頭皮後,以吸 4 秒、憋 4 秒,再吐 4 秒的節奏嗅聞手掌心的精油氣味,進行 10 個呼吸循環後入睡。隔日醒來後,記錄夢境並寫下個人心得,持續 21 天。

功效:透過夢境梳理思緒,向潛意識請益。

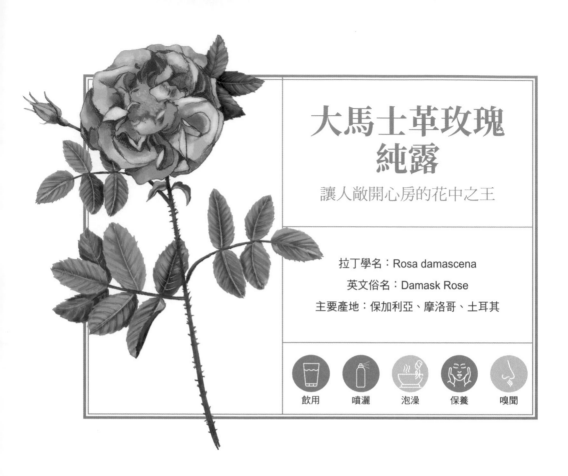

大馬士革玫瑰純露

讓人敞開心房的花中之王

拉丁學名：Rosa damascena

英文俗名：Damask Rose

主要產地：保加利亞、摩洛哥、土耳其

| 飲用 | 噴灑 | 泡澡 | 保養 | 嗅聞 |

身為「精油之王」的大馬士革玫瑰，雖然氣味無比芬芳，功效也十分顯著，但精油價格通常嚇破新手荷包。因此，大馬士革玫瑰純露便是一個非常好的替代選擇。

大馬士革玫瑰純露保濕力極佳，適合乾性肌膚與熟齡肌膚，加強肌膚保水。也能應用於紅腫肌膚的調理，可用局部濕敷或者噴灑的方式，調理因壓力、荷爾蒙起伏，或者長期佩戴口罩而產生的面皰。

飲用大馬士革玫瑰純露，可調理體內荷爾蒙分泌，緩和發炎問題。在空間中噴灑，則可瞬間改變空間氛圍，創造幸福感。

| **療效** | **生理**
肌膚保濕、紅腫肌膚調理、調理體內荷爾蒙。

情緒
創造空間幸福感。 |

| **適用空間** | 臥室、浴室、辦公空間。 |

| **症狀・使用方法** | **❶ 肌膚保濕**
取未稀釋之大馬士革玫瑰純露沾於化妝棉或紙面膜，臉部清潔後濕敷於肌膚部位，貼敷至少 10 分鐘，取下之棉片與紙面膜亦可重複貼敷於手肘與關節等部位，物盡其用。或亦可將純露裝入噴瓶中，隨身攜帶補水。

❷ 紅腫肌膚調理
將大馬士革玫瑰純露沾於化妝棉上，貼敷於紅腫部位，每次貼敷 10 分鐘，建議每 2 小時貼敷 1 次，加強消炎效果。

❸ 調理體內荷爾蒙
每日早晨，將 10 毫升大馬士革玫瑰純露加入 250 毫升溫熱飲用水中飲用。若感受情緒起伏劇烈，亦可增加飲用頻率至每天早中晚各 1 次，共 3 次。

❹ 創造空間幸福感
將大馬士革玫瑰純露直接裝入噴霧瓶中，隨時噴灑於空間，瞬間盈滿花香氣息。 |

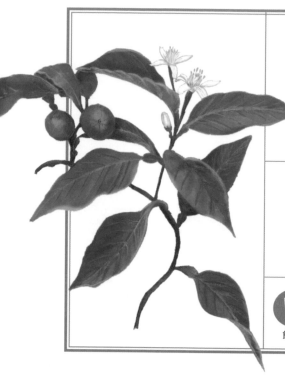

橙花純露

安定鎮靜的甜美氣息

拉丁學名：Citrus aurantium
英文俗名：Orange Blossoms / Neroli
主要產地：摩洛哥、突尼西亞、埃及

飲用　噴灑　泡澡　保養　嗅聞

　　橙花純露的氣味非常甜美，應用在許多糕點、餐飲，以及調酒中。其美白與控油效果極佳，適合油性肌膚使用，調理油脂分泌的同時收斂毛孔，也能用來處理濕疹問題。

　　橙花純露的抗焦慮效果更是不遑多讓，適合處理孩童夜驚或夜啼，也能用貼敷方式協助孩童退燒。在面臨被死線（deadline）追趕的緊張與焦慮時，橙花純露也迅速鬆開緊繃思緒，無論是飲用或者是噴灑都能發揮其減壓效果，適合在辦公室隨時準備 1 瓶應急。

　　橙花純露也能用來安撫寵物的恐慌，若家中環境發生巨大改變，可將橙花純露噴灑於空間中，幫助穩定寵物的身心狀態。

　　除了肌膚保養與安撫鎮定的效果之外，定期飲用橙花純露也能幫助認識自我，尤其能引領想戒癮的個案，把專注力放在真正重要的事物上。

療效	**生理** 美白控油、孩童退燒、戒癮。 **情緒** 舒緩焦慮（人類與寵物）。
適用空間	臥室、浴室、辦公空間。

❶ 美白控油

將橙花純露沾於化妝棉或紙面膜上，在清潔程序後貼敷於肌膚，至少 10 分鐘（若感覺面膜越來越乾，可以噴霧方式持續補充純露）。亦可裝入噴瓶中隨身噴灑，適合炎熱季節使用。

❷ 孩童退燒

將沾滿橙花純露的化妝棉貼敷於孩童額頭、腋下、背後，以及腳底部位。亦可將橙花純露加入泡澡水中，讓孩子進行泡浴。

❸ 戒癮

在每日飲用水中，加入橙花純露（每天純露劑量不超過 30 毫升），持續飲用 40 天。亦可隨身攜帶橙花純露，當感覺戒斷症狀出現，可噴灑橙花純露在空間中，並把意識專注於嗅聞橙花香氣。

❹ 舒緩焦慮

無論人類或寵物，皆可用噴灑方式創造安穩氛圍。幼兒若有夜啼的狀況，也可將 5 毫升橙花純露加入牛奶或副食品之中，幫助孩子安定心神。

（症狀‧使用方法）

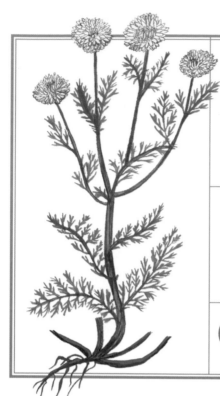

羅馬洋甘菊純露

母嬰必備的溫和香氣

拉丁學名：Anthemis nobilis
英文俗名：Roman Chamomile
主要產地：法國、德國、摩洛哥

飲用　　噴灑　　泡澡　　保養　　嗅聞

　　羅馬洋甘菊是孩童芳香療法的「植物盟友」。從新生兒的口腔疼痛、消化問題，到學齡前孩童的分離焦慮與黏膜發炎，乃至於各年齡層皆可能產生的皮膚敏感、紅腫等問題，羅馬洋甘菊純露都能發揮極佳作用。

　　對成人來說，羅馬洋甘菊純露也有極強安撫作用，尤其是童年時光曾經歷創傷經驗，或其生存空間曾遭受打壓的個案，羅馬洋甘菊能帶來豐沛母性能量，安撫且呵護「大小孩」們。

　　羅馬洋甘菊也能安撫完美主義所帶來的焦躁不安，讓雙手緊握的控制狂們學會放下，在生活中留有喘息的空間，才能細細品味人生的各種苦甜滋味。

療效	**生理** 新生兒應用、分離焦慮、皮膚紅腫。 **情緒** 呵護大小孩、安撫完美主義。
適用空間	浴室、辦公室、嬰兒房。

❶ 新生兒應用

若遇嬰兒消化不良，可將 5 毫升羅馬洋甘菊純露加入配方乳中，餵母乳的媽媽也可於哺乳前直接將羅馬洋甘菊噴灑於乳頭上。面對新生兒腸胃不適，可將羅馬洋甘菊純露加熱至 40 度左右，再用化妝棉沾取後貼敷於嬰兒腹部，持續補充新的純露直到症狀緩解。

❷ 分離焦慮

將 10 毫升羅馬洋甘菊純露，加入 250 毫升的溫熱飲用水中服用。無論是兒童或是成人的分離焦慮皆可使用此方法。另外也可將純露裝入噴瓶，隨身攜帶噴灑。

❸ 皮膚紅腫

使用化妝棉沾取羅馬洋甘菊純露，塗敷於皮膚紅腫與敏感部位，每 2 小時貼敷 1 次。

❹ 呵護大小孩

若感覺孤立或不被重視，或持續受童年創傷經驗影響，可每日將 10 毫升羅馬洋甘菊純露加入 250 毫升溫熱飲用水服用。也可將適量羅馬洋甘菊純露加入泡澡或泡腳的溫熱水，每週進行 1 ～ 2 次。

❺ 安撫完美主義

將 5 毫升純露加入 250 毫升溫熱飲用水中服用，早晚各 1 次，並在服用完畢以後，將意識放在口腔中羅馬洋甘菊的香氣，並想像香氣逐漸在體內擴散，進行 3 分鐘左右的靜坐。

※左側標籤：療效｜適用空間｜症狀・使用方法

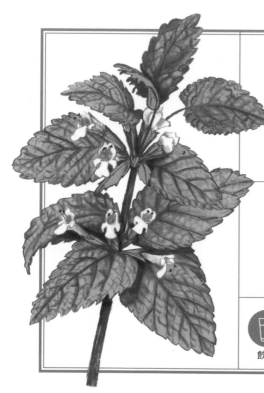

香蜂草純露

安定鎮靜的甜美氣息

拉丁學名：Melissa officinalis

英文俗名：Melissa

主要產地：保加利亞、南非、
　　　　　法國、克羅埃西亞

飲用　　噴灑　　泡澡　　保養　　嗅聞

　　香蜂草純露的的護心效果極強，不只在生理層面上作用在心血管系統，也能夠在情緒上作為香氣強心針，調理「心很累」的情緒。除此之外，香蜂草純露也幫助消化，長期飲用也能調理肝臟。

　　心很累通常來自於情緒過度勞動，而香蜂草純露能鎮定失控的情緒，掃除對生活的冷感，幫助我們重新獲得再跨出一步的動力與勇氣。

　　面對心悸、高血壓、心律不整、心絞痛等問題，香蜂草也能給予支持。尤其是情緒起伏會影響症狀強弱的「氣急攻心」型個案，更能夠在香蜂草純露的香氣裡得到完整撫慰，理解生命自有韻律，便無錙銖計較的必要。

療效	**生理** 心血管養護、幫助消化、調理肝臟。 **情緒** 調理心累、安撫氣急攻心。
適用空間	廚房、餐廳、長輩房。

症狀・使用方法

❶ 心血管養護

將 5 毫升純露加入 250 毫升溫熱飲用水中飲用，每日 2 次。若出現心律不整症狀，亦可將香蜂草純露沾於化妝棉後，貼敷於胸口部位（若症狀反覆發生仍建議諮詢專業醫師）。

❷ 促進消化

在用餐前後將香蜂草純露加入飲用水或茶飲中（比例可依口味調整），也可視餐點類型，直接將香蜂草純露加入沙拉拌醬、冷湯，或者是其他醬料中，增添風味的同時也能促進消化。

❸ 調理肝臟

若經常外食，可每日將 10 毫升香蜂草純露加入 250 毫升溫熱飲用水中，每日早晨飲用完畢。

❹ 平撫心累

將香蜂草純露裝入噴瓶中隨身攜帶，每 2 小時噴灑於臉部肌膚，醒神的同時也能安撫情緒上的無力感。

❺ 安撫氣急攻心

若情緒激烈導致心血管系統的不適，可將香蜂草純露倒於化妝棉上，貼敷在額頭、後頸、胸口，以及腋下等區域（若症狀反覆發生仍建議諮詢專業醫師）。

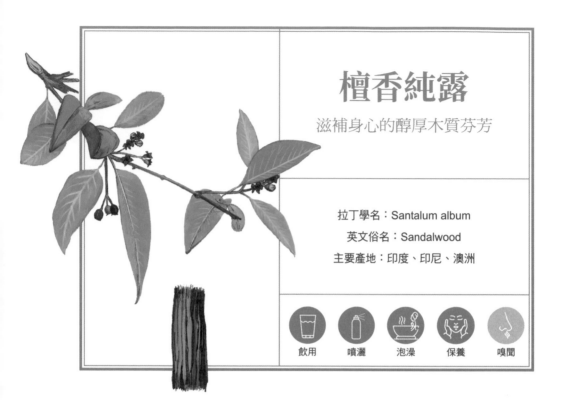

檀香純露

滋補身心的醇厚木質芬芳

拉丁學名：Santalum album

英文俗名：Sandalwood

主要產地：印度、印尼、澳洲

飲用　噴灑　泡澡　保養　嗅聞

　　檀香純露的氣味溫醇中帶有木質甜味，可與其他純露共同調和，增加氣味層次。檀香純露養護黏膜與肌膚的效果極佳，可促進微血管循環，因此能夠處理肌膚局部血絲，並讓蒼白臉色重新恢復紅潤光澤。

　　檀香純露也很擅長處理生殖泌尿道問題。無論是泌尿道感染、搔癢不適，或者是前列腺炎、尿道炎、膀胱炎等症狀，檀香純露都能發揮奇效。此外，檀香純露也能治療痔瘡與靜脈曲張等局部血液循環不佳的狀況，推動下半身的氣血流動。

　　檀香的神聖氣息，也能滋補神經，安定來去的思緒。尤其是長期深陷金錢遊戲，一舉一動都以獲取資源為出發點的人，檀香純露能創造靈性思考空間，引導其重新排定生命裡的優先順序。

療效	**生理** 調理局部血絲、促進血液循環、調理泌尿道感染、痔瘡。 **情緒** 安定思緒、扭轉貪婪的心態。
適用空間	浴室、臥室、辦公空間。

症狀・使用方法

❶ 調理局部血絲

將檀香純露沾於化妝棉上，貼敷於局部血絲明顯的部位。亦可搭配飲用檀香純露（250 毫升溫熱飲用水中加入 10 毫升純露），強化循環流動效果。

❷ 促進血液循環

將檀香純露沾於化妝棉上，直接塗敷於血液循環不佳的部位。亦可將檀香純露適量加入溫熱水中，並以毛巾沾取後貼敷於背部與胸口，加強循環效果。

❸ 泌尿道感染、痔瘡

規律飲用檀香純露（250 ～ 300 毫升溫熱水中，加入 10 毫升純露，每日最多飲用 3 次），並可將檀香純露加入臉盆或浴缸中，再加入溫熱水，進行泡浴或盆浴。也可將檀香純露加入噴瓶中隨身攜帶，若感覺不適時即可噴灑於患部。

❹ 安定思緒

將檀香純露裝入噴瓶中，在思緒起伏不定時噴灑於空間中。亦可噴出適量於手心，並將手掌貼敷於後頸枕骨位置。

❺ 扭轉貪婪的心態

將 10 毫升檀香純露加入 250 毫升溫熱飲用水飲用，連續 40 個早晨。

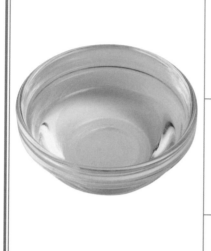

甜杏仁油
全年齡適用的按摩基底油

拉丁學名：Prunus amygdalus
英文俗名：Sweet almond oil
主要產地：地中海型氣候區、北非、加州

按摩　　塗抹　　保存　　保養　　口服

　　甜杏仁油的油質極為滋養，延展性極佳，也能夠緩和特定精油的刺激感，適合作為日常按摩基底油使用，可滋養敏感肌與乾燥肌。

　　即便不加任何精油，甜杏仁油也是非常好的護髮與護甲油，能夠軟化角質，針對手足粗皮或者是指甲粗硬問題，都有顯而易見的養潤效果。也可以取代嬰兒乳液，作為嬰兒按摩油使用。

　　然而，甜杏仁油因為氣味強烈，若使用者不喜歡其氣味，可能影響使用意願。建議選用甜杏仁油為基底前，可讓使用者確認氣味，再搭配精油調和。相對的，甜杏仁油的堅果香氣很適合與甜橙、佛手柑等柑橘類精油，或者和甜羅勒、迷迭香等香料類精油調和，協同出帶有幸福感的氣息。

療效與用途	按摩基底油、滋養敏感乾燥肌、安撫脫屑、護髮護甲、嬰兒按摩油。
適用空間	臥房、嬰兒房、浴室。

症狀．使用方法

❶ 滋養敏感乾燥肌

若肌膚非常敏感，甚至對精油的芳香分子成分也會起過敏反應，可在噴灑或濕敷羅馬洋甘菊純露後，直接使用甜杏仁油作為保養面油使用。

❷ 安撫脫屑

在脫屑部位直接塗敷甜杏仁油，或將甜杏仁油與大馬士革玫瑰純露以 1：3 的比例調和為油露，裝入噴瓶後隨身攜帶使用。

❸ 護髮護甲

在頭髮清潔後，將甜杏仁油塗抹於髮絲。亦可將甜杏仁油直接塗抹於乾燥甲緣，軟化角質。

❹ 嬰兒按摩油

可在加熱後（可將甜杏仁油裝入燒杯中，用溫奶器加溫），將甜杏仁油作為嬰兒按摩油使用。

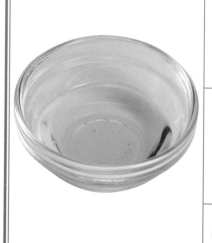

荷荷芭油

肌膚好吸收的「液態黃金」

拉丁學名：Simmondsia chinensis
英文俗名：Jojoba oil
主要產地：以色列、秘魯、加州、墨西哥

按摩　　塗抹　　保存　　保養　　口服

與大多數植物油不同，荷荷芭油是一種抗氧化力極強的植物蠟，雖不適合口服，但保鮮期限極長，適合用來調和隨身香氛，或加入其他植物油中延長保存期限。

未經過精煉處理的荷荷芭油呈現金黃色，又被稱作「液態黃金」，延展性非常好，蠟質又近似人體皮脂，能形成肌膚保護膜。荷荷芭油的油質雖然滋潤，但容易被肌膚吸收，因此使用後較無油感，很適合油性肌或身處悶熱氣候環境的人使用。

荷荷芭油具有微量防曬效果，能作為夏季抗曬用油的基底。此外，荷荷芭油也能用來保存珍貴精油，如大馬士革玫瑰、橙花，或香蜂草等精油，若保存條件不佳可能漸漸揮發。這時便可以將精油與荷荷芭油調和，日後再依所需劑量取用。

| 療效與用途 | 按摩基底油、延長植物油保存期限、夏季抗曬、保存珍貴精油。 |

| 適用空間 | 臥室、旅行。 |

症狀・使用方法

❶ 按摩基底油

依照氣味喜好或症狀需求,搭配相應的精油調和為按摩油,全膚質皆適用。

❷ 延長植物油保存期限

將荷荷芭油與容易氧化的植物油調和在一起(如玫瑰果油),便能減緩變質速度,延長保存期限。

❸ 夏季抗曬

搭配抗曬精油(如:真正薰衣草)調和後,作為抗曬護膚油使用。需 20 分鐘塗抹 1 次,維持抗曬效果。另外也須注意荷荷芭油只防曬傷不防曬黑,若想維持肌膚白皙,仍需搭配物理防曬。

❹ 保存珍貴精油

將價高精油與荷荷芭油以 1:4 的比例調和,即可讓精油保存於良好狀態。

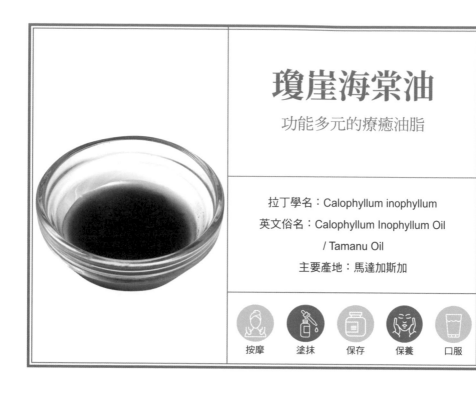

瓊崖海棠油

功能多元的療癒油脂

拉丁學名：Calophyllum inophyllum

英文俗名：Calophyllum Inophyllum Oil
/ Tamanu Oil

主要產地：馬達加斯加

按摩　　塗抹　　保存　　保養　　口服

　　瓊崖海棠油色帶綠，含有多種芳香分子，藥草氣味十分濃厚。瓊崖海棠油的功能多元，除了優秀的止痛效果之外，還能用來養膚促生髮，可酌量加入其他植物油中加強回春效果。

　　在臨床使用上，瓊崖海棠油還能改善靜脈曲張，對抗病毒與抗感染也有幫助。此外，瓊崖海棠油也可促進肌膚修護，改善肌膚疤痕，可說是全效明星植物油。

　　然而，因為其藥草味道較為特殊，並非所有人都能接受，因此實際使用時還是經常與其他植物油調和，再加入精油增強香氣與療癒效果。另外，瓊崖海棠油不建議內服，外用即能發揮其強大療癒力。

療效與用途	止痛、促生髮、改善靜脈曲張、促進肌膚修護。
適用空間	浴室、臥室。

症狀・使用方法

❶ 止痛
將瓊崖海棠油作為基底，與其他具止痛效果的精油調和（如真正薰衣草、月桂），直接塗抹於患部。

❷ 促生髮
頭部清潔後，將瓊崖海棠油作為護髮油使用。若感覺氣味太過濃烈，也可加入荷荷芭油或甜杏仁油調和。

❸ 改善靜脈曲張
可直接塗抹於容易靜脈曲張之部位預防，也可在靜脈曲張剛出現時，每日局部塗抹 2 次以進行調理。建議搭配飲用檀香純露（10 毫升加入 250 毫升溫熱飲用水中）。

❹ 促進肌膚修護
將瓊崖海棠油與玫瑰果油以 1：1 比例調和，直接塗抹於疤痕區域。因玫瑰果油容易氧化，建議每次僅調和所需要的量即可。

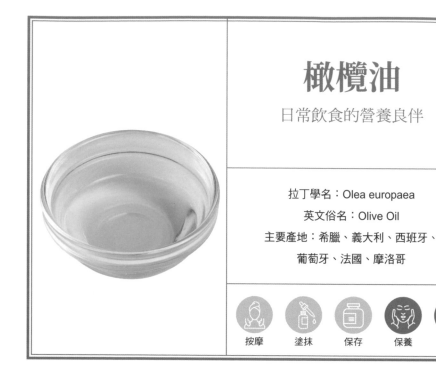

橄欖油

日常飲食的營養良伴

拉丁學名：Olea europaea

英文俗名：Olive Oil

主要產地：希臘、義大利、西班牙、
葡萄牙、法國、摩洛哥

按摩	塗抹	保存	保養	口服

　　橄欖油是西方飲食中不可或缺的食用油，也是許多人最熟悉的植物油。橄欖油的色澤金黃到淡綠，口感綿密醇厚，香氣與口味則依產地不同而各有差異。

　　口服橄欖油能保養心血管系統、降低血脂，保持血壓穩定，也能處理慢性發炎問題。橄欖油的口感越苦（橄欖苦苷高）越辣（橄欖油刺激醛高），保健效果越好，但若一味追求苦辣，可能導致橄欖油無法入口，因此建議選擇香氣與口感兼具的油種。

　　橄欖油的發煙點雖然高（約為 192°C），但若想攝取其中保健成分，應使用於低溫烹調的菜餚中，避免保健成分散逸或變質。油質滋養的橄欖油也能外用護膚，但某些膚質在使用橄欖油時容易產生粉刺，因此建議先進行局部測試再全身使用。

療效與用途	保養心血管、處理慢性發炎問題、外用護膚。

適用空間	廚房、餐廳、臥室。

症狀・使用方法

❶ 保養心血管 & 處理慢性發炎

每日口服 30 ～ 50 毫升的橄欖油，需挑選帶有些許辣苦口感的油種，以達保健效果。另外，建議須依照比例減少日常餐飲的油脂攝取，避免攝取過多熱量造成肥胖。

❷ 外用護膚

建議將橄欖油、椰子油，以及芝麻油調和在一起（皆須選擇未經焙炒的冷壓植物油），調製為排毒清潔用油，進行卸妝或肌膚淨化。

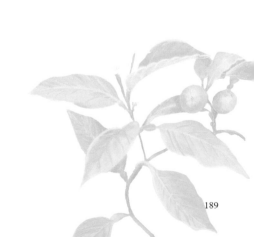

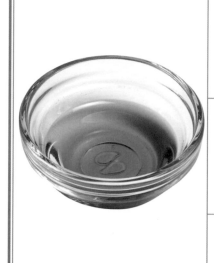

玫瑰果油

深層滋養肌膚的回春用油

拉丁學名：Rosa canina、Rosa rubiginosa
英文俗名：Rosehip fruit oil
主要產地：烏克蘭（Rosa Canina）、
　　　　　智利（Rosa rubiginosa）

按摩　　塗抹　　保存　　保養　　口服

　　玫瑰果油萃取自玫瑰果的種籽，帶有淡淡清新藥草味。其名雖然有「玫瑰」二字，卻和萃取精油與純露的大馬士革玫瑰無任何關係。目前常見的萃取品種為犬薔薇（Rosa canina）與鏽紅薔薇（Rosa rubiginosa），2種植物萃取出來的玫瑰果油功效接近，可交替或任選其中1種使用。

　　玫瑰果油能預防肌膚老化、保濕鎖水，調理油脂分泌，並促進細胞代謝，甚至還能刺激膠原蛋白生成，是肌膚保養的聖品。除此之外，淡化疤痕與調理細紋也是玫瑰果油的強項，可用來預防妊娠紋生成，調理痘疤。

　　這麼好用的植物油只有1個缺點，就是氧化速度極快，開封後很快就變質。建議可以小容量購買，或者是購買後便與其他不易氧化的植物油調和（如：荷荷芭油），延長其保存期限。

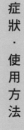

療效與用途

肌膚養護、預防紋路生成、改善疤痕。

適用空間

臥室。

症狀・使用方法

❶ 肌膚養護

將玫瑰果油與荷荷芭油調和後，依照功能需求加入相應精油（可參照精油篇的介紹），做為日常面油使用。

❷ 預防紋路生成

將玫瑰果油作為精華油，加強塗抹於眼唇角落等易生成紋路的部位。孕期 5 個月左右的孕婦也可開始在腹部肌膚每天塗抹玫瑰果油，預防妊娠紋。

❸ 改善疤痕

將玫瑰果油與瓊崖海棠油以 1：1 比例調和，塗抹於疤痕區域，可促進肌膚再生。

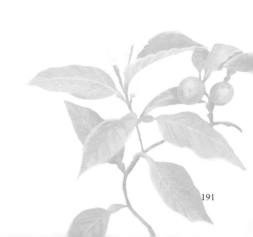

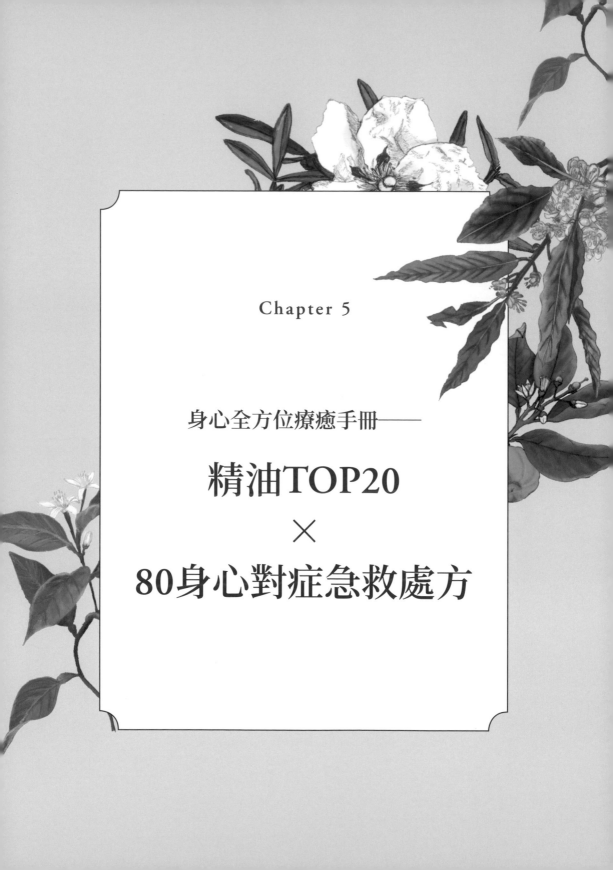

Chapter 5

身心全方位療癒手冊——

精油TOP20

×

80身心對症急救處方

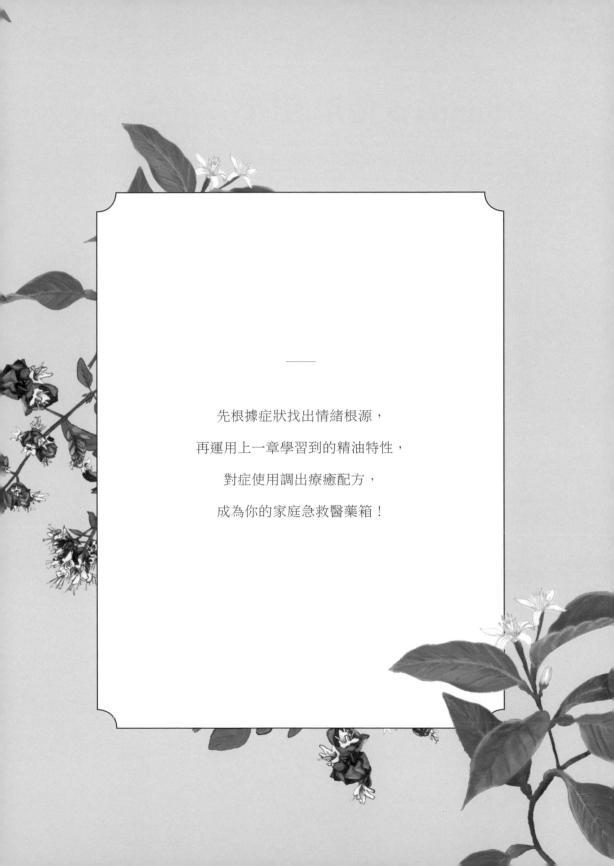

———

先根據症狀找出情緒根源，

再運用上一章學習到的精油特性，

對症使用調出療癒配方，

成為你的家庭急救醫藥箱！

Chapter 5 使用說明

在本單元中，我們將會實際運用前面所提到的 20 支精油、5 支純露，以及 5 支植物油來處理 80 種常見的身心症狀。然而在認識配方前，邀請芳療新手們先閱讀以下事項。

特殊病況者注意

在本篇當中介紹到的使用方法雖然相對溫和，但對於肝腎功能不佳、長期服藥、剛動完大型手術或化療，以及患有各種慢性病的個案來說，仍可能造成身體負擔。建議用於特殊病況的人前，先諮詢醫師意見。

延伸配方補充

這次選出的精油組合功效雖然多元，但因其療效溫和，在面對特殊狀況時仍須借助特定品項的幫助。此外，我們認為芳香療法中每一款香氣都有其獨到的療癒之處，因此在讀完新手書且充分認識新手精油後，建議可依照自己的需求，了解更多的香氣，踏出新手村！

留心好轉反應

使用精油後經常會歷經所謂的「好轉反應」，亦即在身體修復過程當中可能會導致的不適感（比如傷口修復過程的搔癢感，其實反映了傷口正在癒合）。若只有局部不適，但整體精神良好，便可視為正向好轉反應。若症狀未緩解的同時，出現了精神萎靡、意識不清等狀況，須儘速就醫。

諮詢芳療師

若在使用時碰到任何問題，建議諮詢專業芳療師。

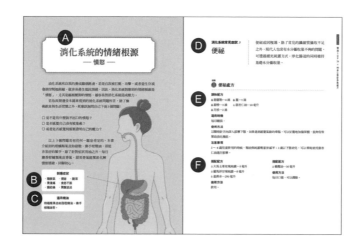

Ⓐ **情緒根源與對應症狀**：將身體表現出的病症與對應情緒連結，可以直接對症調解配方。

Ⓑ **對應症狀**：統整對應症狀。

Ⓒ **適用精油**：調適此情緒根源可使用的精油。

Ⓓ **常見症狀**：將該情緒易導致的症狀分門別類，便於查找。

Ⓔ **調和配方**：對症調和出的主要配方。

Ⓕ **搭配配方**：除調和配方外，還可輔以口服植物油或其他配方，加強調理症狀。

書中使用圖示說明

噴灑　　擴香　　按摩　　泡澡　　塗抹　　嗅聞　　飲用　　佩戴　　消毒　　貼敷　　保養

為方便讀者快速辨認配方屬性，將在配方品項前以下列符號標示：

🔵 精油　　🔵 純露　　🔵 其他

※ 本書配方僅供參考，若症狀嚴重，請尋求醫生幫助。

※ 本書配方依據個人體質不同，會產生不同反應，建議初次使用者，可以先沾取少量塗抹於手臂內側，確認無過敏反應後再進行大面積塗抹，若使用後有任何不適，請盡快諮詢醫生。

消化系統之情緒根源
—— 憤怒 ——

消化系統和自我的養成關係匪淺。若是自我被打壓、攻擊，或者是生存或發展空間被限縮，就容易產生抵抗情緒，因此，消化系統對應到的情緒根源是「憤怒」，尤其是越被壓抑的憤怒，越容易對消化系統造成壓力。

若你長期遭受本篇章提到的消化系統問題所苦，除了檢視飲食與生活習慣之外，更應該詢問自己下面3個問題：

☐ 是不是有什麼說不出口的憤怒？
☐ 是否感覺自己沒有被重視？
☐ 是否感覺到需要證明自己的壓力？

以上3個問題若有任何一題是肯定的，本書介紹到的柑橘類果皮如甜橙、佛手柑精油，即是非常好的幫手。除了針對症狀用油之外，每日也可以擴香柑橘類果皮香氣，甜美香氣能幫助化解憤怒情緒，回歸初心。

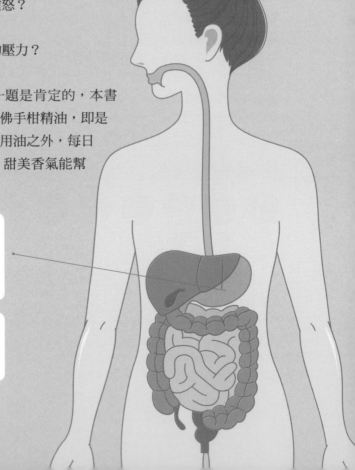

對應症狀
· 便祕·腹脹氣·腹瀉
· 胃潰瘍·胃酸逆流·噁心想吐
· 食慾不振·暴飲暴食

適用精油
柑橘類果皮如甜橙精油、佛手柑精油等。

消化系統常見症狀 *1*

便祕

便祕成因複雜，除了常見的纖維質攝取不足之外，現代人也常有水分攝取量不夠的問題。可透過補充純露方式，淨化腸道的同時維持基礎水分攝取量。

按摩

 ## 便祕處方

調和配方

💧 甜羅勒…4 滴　💧 薑…1 滴

💧 甜橙…3 滴　💧 甜杏仁油…10 毫升

💧 月桂…2 滴

適用時機

每日睡前。

使用方法

以順時針方向深入按摩下腹，如果遇到感覺氣動的單點，可以反覆地加強深壓，能夠有效幫助消化機能。

注意事項

3 ～ 6 歲兒童使用的時候，精油與純露劑量皆減半；3 歲以下嬰幼兒，可以單純使用甜杏仁油進行按摩。

搭配配方

💧 大馬士革玫瑰純露…5 毫升

💧 羅馬洋甘菊純露…5 毫升

💧 溫熱飲用水…250 毫升

使用方法

飲用。

搭配配方

💧 橄欖油…30 毫升

使用方法

每日口服，可以潤腸。

消化系統常見症狀 *2*

腹脹氣

若長期腸胃脹氣，可先觀察容易造成脹氣的食物，並減少攝取（尤其須注意乳製品）。除此之外，進行核心鍛鍊也能有效緩解腹脹氣，可搭配芳香療法一起強化排氣力道。

按摩

 成人處方

調和配方

💧 甜羅勒…4 滴　💧 甜橙…3 滴

💧 佛手柑…1 滴　💧 月桂…1 滴

💧 薑…1 滴　💧 甜杏仁油…10 毫升

適用時機

飯前 30 分鐘。

使用方法

按摩於腹部，飯後 2 小時後再順時針按摩
1 次，塗抹後避免太陽直曬。

搭配配方

💧 橄欖油…30 毫升

使用方法

每日口服，強化消化機能。

按摩

 兒童處方　3歲以上

調和配方

💧 甜羅勒…2 滴　💧 甜橙…2 滴

💧 薑…1 滴　💧 甜杏仁油…10 毫升

適用時機

飯前 30 分鐘。

使用方法

按摩於腹部，飯後 2 小時後再順時針按摩
1 次，塗抹後避免太陽直曬。

搭配配方

💧 橄欖油…15 毫升

使用方法

每日口服。

飲用

嬰幼兒處方　3歲以下

調和配方
💧 羅馬洋甘菊純露…10 毫升
💧 牛奶、副食品或溫熱飲用水…適量

適用時機
每日飲用 2 次調理腹部消化問題。

消化系統常見症狀 *3*

腹瀉

腹瀉成因很多，但大多與細菌或病毒感染脫不了關係，嚴重的腹瀉時須注意補水。另外，長期的腸道益生菌叢失衡，也可能導致便祕與腹瀉交替出現。

塗抹

腹瀉處方

調和配方
💧 薑…5 滴　💧 天竺葵…5 滴
💧 甜杏仁油…10 毫升

適用時機
每 2 小時 1 次。

使用方法
塗抹於下腹與尾椎，或在腳底塗抹 1 滴並穿上襪子，且須注意身體保暖。

注意事項
6 歲以下兒童使用則建議劑量減半。

搭配配方
💧 香蜂草純露…10 毫升
💧 溫熱飲用水…250 毫升

使用方法
期間可以此配方飲用，1 天最多飲用 5 次。

消化系統常見症狀 4
胃潰瘍

胃潰瘍主要是受到幽門螺旋桿菌的感染，患者需避免壓力，也要維持健康生活型態。臨床上也可見「壓力吃」可能是造成胃潰瘍惡化的強迫行為，不可不慎。

塗抹
 腸胃修護

調和配方
- 天竺葵…4 滴
- 甜羅勒…3 滴
- 乳香…2 滴
- 岩玫瑰…1 滴
- 荷荷芭油…8 毫升
- 瓊崖海棠油…2 毫升

適用時機
每日早、中、晚各 1 次。

使用方法
塗抹於腹部。

搭配配方
- 檀香純露…10 毫升
- 溫熱飲用水…250 毫升

使用方法
可每日飲用，促進腸胃黏膜修護。

消化系統常見症狀 5
胃酸逆流

胃酸逆流同樣與壓力有關，而患者除了日常紓壓之外，也須保持良好飲食習慣，盡量避免容易刺激腸胃的飲食，如咖啡、茶，或者是過辣、過油的餐點皆須控制攝取量。

飲用
 調理腸胃

調和配方
- 羅馬洋甘菊純露…5 毫升
- 大馬士革玫瑰純露…5 毫升
- 溫熱飲用水…250 毫升

適用時機
每日飲用 3 次。

搭配配方
- 真正薰衣草…5 滴
- 佛手柑…3 滴
- 薑…2 滴
- 甜杏仁油…10 毫升

適用時機
逆流症狀嚴重時，按摩於整個腹部與胸口，並進行局部熱敷。

消化系統常見症狀 6
噁心想吐

如因暈車、暈船，或者是孕婦害喜導致噁心想吐，可透過嗅聞精油或按摩來緩解。但若長期感到暈眩，甚至是重心偏移而走路不平衡，則建議直接諮詢專業醫師的協助。

塗抹

🍶 搭乘交通工具而暈眩噁心

調和配方

💧 薑⋯5 滴

💧 胡椒薄荷⋯3 滴

💧 澳洲尤加利⋯2 滴

💧 荷荷芭油⋯10 毫升

適用時機

於搭乘前 30 分鐘取適量塗抹於人中、耳後以及太陽穴等部位，並加強按摩。

使用方法

在出發前將以上配方製成隨身滾珠或拍瓶，也可直接嗅聞胡椒薄荷或者是薑的精油，並搭配深呼吸，調整身體狀態。

嗅聞

👃 孕婦害喜想吐

調和配方

💧 甜橙⋯適量

💧 胡椒薄荷⋯適量

💧 薑⋯適量

適用時機

孕婦害喜想吐時可擴香或嗅聞。

使用方法

可將三者依照個人氣味喜好調製成複方來擴香，亦可各別嗅聞精油。

搭配配方

💧 羅馬洋甘菊純露⋯30 毫升

💧 溫熱飲用水⋯適量

使用方法

每日飲用，穩定身心狀況。

注意事項

羅馬洋甘菊純露飲用總量 1 天不得超過 30 毫升。

消化系統常見症狀 7
食慾不振

食慾不振問題若非源於情緒（如厭食），則須考量消化力道是否充足，或者是否有積食狀況。建議搭配排便頻率與排便量來綜合考量適合用油。

塗抹
情緒調理

調和配方
- 佛手柑…5 滴
- 天竺葵…3 滴
- 岩蘭草…2 滴
- 荷荷芭油…10 毫升

適用時機
若因情緒低落而導致食慾不佳，可每日塗抹胸口、腹部，以及脊椎兩側肌膚。

注意事項
使用後盡量避免接觸陽光，以免造成黑色素沉澱，或局部紅腫不適。

搭配配方
- 大馬士革玫瑰純露…10 毫升
- 溫熱飲用水…250 毫升

使用方法
飲用，調理情緒效果更加倍。

按摩
刺激食慾

調和配方
- 甜橙…5 滴
- 甜羅勒…3 滴
- 迷迭香…2 滴
- 甜杏仁油…10 毫升

適用時機
飯前取適量按摩於腹部。

搭配配方
- 甜橙、甜羅勒、迷迭香等比例調和

使用方法
將以上香氣調和為複方，於用餐時擴香。

搭配配方
- 香蜂草純露…10 毫升
- 溫熱飲用水…250 毫升

使用方法
可於飯前飲用，以促進食慾。

消化系統常見症狀 8
暴飲暴食

節慶時的暴飲暴食雖短期傷身，但也無可厚非。然而，若因壓力過大而暴飲暴食，除了對腸胃造成負擔之外（可見〈胃潰瘍〉P.200），也反映了情緒累積已至臨界點，建議調整生活方式，並在必要時尋求專業協助，直面自己的情緒壓力。

 飲用
緩解情緒壓力

調和配方
- 橙花純露…10 毫升
- 溫熱飲用水…250 毫升

適用時機
若發覺自己墮入壓力暴食模式，可每日於飯前 30 分鐘飲用，共飲用 3 次。飲用完畢後感受橙花純露的餘韻，閉目養神至少 3 分鐘。

 按摩
暴飲暴食後促進消化

調和配方
- 薑…5 滴
- 甜杏仁油…10 毫升
- 甜羅勒…3 滴
- 胡椒薄荷…2 滴

適用時機
餐後 2 小時於腹部按摩。

TIPS：配方變化

若觀察到自己或家人有暴飲暴食的傾向，除了注意是否有壓力源之外，也可以針對暴食者特別偏好的食物類型來調整處方。比如壓力一大就喜歡吃甜食的人，可多搭配飲用大馬士革玫瑰純露（250 毫升溫熱飲用水中，加入 5 毫升純露，每天飲用 3 次），來平衡心中的「苦情」；而壓力一來就無辣不歡的人，則可以多多進行迷迭香的轉念呼吸法（P.126），幫助自己建立突破舒適圈的動能。

消化系統常見症狀 9
腹絞痛

腹絞痛好發於小兒，因腸道未發育完成，而常有消化不良狀況。成人腹痛成因則更加複雜，若對成因沒有把握，建議先諮詢醫生意見，再使用芳香療法作為輔助治療。

塗抹
成人腹絞痛

調和配方

🔸甜羅勒…5 滴　🔸胡椒薄荷…3 滴　🔸依蘭…1 滴　🔸乳香…1 滴　🔸甜杏仁油…5 毫升

適用時機

在腹部疼痛時塗抹於整個腹部。

注意事項

本配方濃度較高，肌膚敏感者建議先進行局部測試，若肌膚產生過敏反應，可將甜杏仁油劑量加倍。

飲用
小兒腹絞痛

調和配方

🔸羅馬洋甘菊純露…5 毫升
🔸配方奶或溫熱飲用水…適量

適用時機

預防腹絞痛發生。

搭配配方

🔸羅馬洋甘菊純露與橙花純露以 1：1 比例調和

適用時機

疼痛時濕敷於腹部位置。

呼吸系統之情緒根源
── 有苦難言 ──

　　呼吸象徵著我們與外界的交換（無論好的壞的），也與表達及溝通的能力有關。若是呼吸系統長期發生問題，就必須注意是否有「有苦難言」的狀況。

　　若是原生家庭並不鼓勵自我表達，或者是工作環境較為高壓，讓人沒辦法暢抒己懷，就可能對呼吸系統造成壓力，導致長期咳嗽或者痰液過多問題。此外，若是性格較為羞澀膽怯，卻不得不進行公開演講時，也通常會導致呼吸系統發生突發狀況。這時候，選擇氣味清新帶有空氣感的精油協助自己，如澳洲尤加利、月桂、桉油醇樟等香氣，不只能有效緩解呼吸道不適，也幫助我們更有力量表達自己，找回自己的聲音。

　　日常應用建議可以在須表達自我前，取出任一上述精油嗅聞，或者是略作稀釋後塗抹於喉嚨肌膚，強化溝通力量。

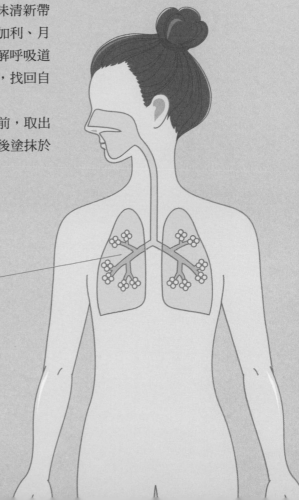

對應呼吸系統症狀
- 流鼻水・咳嗽・鼻竇炎・氣喘
- 發燒・喉嚨疼痛・過敏性鼻炎
- 流鼻血・扁桃腺發炎

適用精油
澳洲尤加利、月桂、桉油醇樟等。

呼吸系統常見症狀 *1*
流鼻水

無論是感冒、受寒，或者是其他呼吸道病症，都可能出現流鼻水症狀。在使用精油前也可簡單判斷鼻涕濃稠度，選擇不同種類的精油。

塗抹

 較稀鼻水 通常顏色呈現透明，會不受控制流出鼻腔

調和配方

💧 澳洲尤加利…3 滴

💧 月桂…2 滴

💧 荷荷芭油…5 毫升

適用時機

初步將鼻涕擤乾後，再把調和油塗入鼻腔與鼻翼兩側位置。

注意事項

兒童使用時，可將植物油劑量增為 2 倍。

搭配配方

💧 澳洲尤加利…3 滴

💧 月桂…2 滴

💧 熱水…1/3 臉盆量

使用方法

取臉盆裝滿熱水後，將精油滴入水中，嗅聞香氣的同時取毛巾將頭部蓋住，進行蒸氣治療。

塗抹

 較稠鼻水 通常顏色呈現白色

調和配方

💧 桉油醇樟…3 滴

💧 胡椒薄荷…2 滴

💧 荷荷芭油…5 毫升

適用時機

可初步將鼻腔擤乾後，將配方塗抹於鼻腔當中。

注意事項

孩童使用或成人鼻腔敏感者，亦可將植物油劑量增為 2 倍。若發現鼻涕黏稠，顏色又呈現黃色或綠色，則可能是鼻竇或鼻腔感染，建議先就醫並與醫生進行討論後，再以芳香療法進行輔助。

呼吸系統常見症狀 *2*
咳嗽

咳嗽是呼吸道系統中相當常見的症狀,基本上可依照痰液多寡分為「濕咳」與「乾咳」2種,用油方向也不太一樣。使用精油前可依照自身或個案狀況進行判斷。

按摩

 ## 濕咳

痰液較多,常見原因可能是鼻涕倒流,或者是下呼吸道(靠近氣管、肺部)等部位的感染。痰液顏色若非白色或透明,或者帶有血絲,建議先諮詢專業醫師意見。

調和配方
🌿 澳洲尤加利…5 滴　🌿 真正薰衣草…3 滴　🌿 大西洋雪松…2 滴　💧 荷荷芭油…10 毫升

適用時機
日常保養,每日按摩胸口與喉嚨部位 3 次。

注意事項
6 歲以下兒童使用建議精油劑量減半。

按摩

 ## 乾咳

痰液較少,容易感覺呼吸道乾澀,甚至咳到喉頭疼痛。

調和配方
🌿 西伯利亞冷杉…5 滴
🌿 真正薰衣草…3 滴　🌿 乳香…2 滴
💧 荷荷芭油…10 毫升

適用時機
為日常保養用,每日按摩胸口與喉嚨部位 3 次。

注意事項
6 歲以下兒童使用建議精油劑量減半。

調和配方
🌿 真正薰衣草…1 滴
🌿 大西洋雪松…1 滴

適用時機
久咳不癒者特別容易發展成乾咳,嚴重時亦可使用上述配方。

使用方法
在手心搓開後直接塗抹於喉嚨與胸口部位,並進行喉嚨與胸口的溫敷。

呼吸系統常見症狀 3

鼻竇炎

鼻竇炎感染分為急性與慢性，急性鼻竇炎會造成頭痛、鼻腔疼痛、鼻塞、鼻涕倒流等症狀，鼻涕顏色也可能呈現黃色或綠色，用油主要針對鼻腔。若鼻竇反覆感染，也可能發展出慢性鼻竇炎，除了呼吸系統的用油之外，必須同步提振免疫系統功能。

塗抹

 急性鼻竇炎

調和配方

💧 迷迭香…3 滴　💧 甜馬鬱蘭…3 滴

💧 西伯利亞冷杉…3 滴

💧 岩玫瑰…1 滴

💧 荷荷芭油…8 毫升

💧 瓊崖海棠油…2 毫升

適用時機

每 2 小時塗抹鼻腔 1 次直到症狀緩解。

注意事項

6 歲以下兒童可將植物油比例提高至 2 ～ 3 倍，同樣每 2 小時塗抹於鼻腔 1 次。

按摩

 慢性鼻竇炎

調和配方

💧 茶樹…4 滴　💧 乳香…4 滴

💧 岩蘭草…2 滴　💧 甜杏仁油…10 毫升

適用時機

每日早晚取出適量，在脊椎兩側按摩。

注意事項

6 歲以下兒童使用時，精油調製的劑量可減半。

搭配配方

💧 橄欖油…30 毫升

使用方法

每日口服，增強免疫力。

注意事項

6 歲以下兒童使用時，橄欖油的口服劑量可減半。

呼吸系統常見症狀 *4*

氣喘

氣喘主要成因為呼吸道的反覆過度反應，目前主流治療方式是在發作時吸入支氣管擴張劑。而在芳香療法中主要是以日常保養為用油思路，可每日使用來保健支氣管健康。

塗抹

 ## 日常保健

調和配方

- 乳香…5 滴　● 依蘭…2 滴
- 大西洋雪松…3 滴
- 甜杏仁油…10 毫升

使用方法

每日塗抹於喉嚨與胸口。

搭配配方

- 羅馬洋甘菊純露…10 毫升
- 溫熱飲用水…250 毫升

使用方法

每日飲用 2 次。

塗抹

 ## 氣喘急救

調和配方

- 阿密茴（Ammi Visnaga）與瓊崖海棠油以 1：1 比例調和

使用方法

直接塗抹於胸口與喉嚨。

注意事項

阿密茴精油不在本次的常備精油當中，但其強大的平喘、抗痙攣效果，對於氣喘特別有效。須注意其光敏性較強，使用在肌膚後需避免陽光曝曬，肌膚敏感者，則可在上述配方另外加入荷荷芭油 5 毫升。

呼吸系統常見症狀 5
發燒

嚴格來說發燒並非呼吸系統疾病，但當呼吸道受到病毒或細菌感染時，發燒確實是常見症狀，因此將其併入本單元。發燒是身體提振免疫力的手段之一，尤其幼兒在免疫力尚不健全的時候，經常反覆發燒，無論是大人或小孩，原則上只要食慾與精神都良好，就不用過度擔心。當然若出現連續高燒超過 38.5°C，開始食慾不振、意識不清，則建議立即就醫。

塗抹

 ## 成人發燒

調和配方

🌢 胡椒薄荷…5 滴　🌢 真正薰衣草…3 滴　🌢 薑…2 滴　🌢 甜杏仁油…10 毫升

適用時機

塗抹於枕骨後方、腋下、脖頸部位。

搭配配方

🌢 大馬士革玫瑰純露…適量

🌢 羅馬洋甘菊純露…適量

使用方法

可根據瓶器大小 1:1 調和，並取出化妝棉沾取後貼敷。

搭配配方

🌢 檀香純露…10 毫升

🌢 溫熱飲用水…250 毫升

適用時機

於發燒時每 4 小時飲用 1 杯。

貼敷

 幼兒發燒 6歲以下

調和配方

💧 大馬士革玫瑰純露…適量

💧 羅馬洋甘菊純露…適量

使用方法

可根據瓶器大小 1:1 調和，貼敷於額頭、頸後、腋下與腹部位置。

呼吸系統常見症狀 6

喉嚨疼痛

喉嚨疼痛問題成因很多，建議可先諮詢醫師確認病因後，再搭配芳香療法輔助。若因乾咳造成可參考本單元之咳嗽用油；因胃酸逆流導致喉頭黏膜灼傷，則可參考消化系統問題篇的〈胃酸逆流〉條目（ P.200）。另外也可參考以下配方止痛。

塗抹

 舒緩喉頭不適

調和配方

💧 真正薰衣草…5 滴

💧 西伯利亞冷杉…5 滴

💧 甜杏仁油…10 毫升

使用方法

於喉嚨疼痛時塗抹於喉頭，緩解疼痛。

搭配配方

💧 橄欖油…30 毫升

適用時機

也可每日服用，舒緩長期的喉嚨不適，幫助身體消除慢性發炎問題。

呼吸系統常見症狀 7

過敏性鼻炎

鼻過敏造成的噴嚏與鼻塞，好發於季節轉換之際。而在室內外溫差大時頻繁進出空調房間，也可能誘發過敏性鼻炎症狀。除規律使用鼻腔用油保養，調整飲食、生活作息，及培養運動習慣，皆能有效改善症狀。

塗抹

 調理過敏

調和配方

💧大西洋雪松…5 滴 💧乳香…2 滴

💧甜馬鬱蘭…3 滴 💧荷荷芭油…10 毫升

適用時機

每日晨起或出門前，取出適量塗抹於鼻腔內以及鼻翼兩側。

搭配配方

💧橄欖油…30 毫升

適用時機

每日口服，調整體質並平衡免疫力。

呼吸系統常見症狀 8

流鼻血

因為外力碰撞，或鼻黏膜因過敏或反覆感染而變薄，皆有可能是流鼻血的原因。須注意乾燥環境或冷氣房中因濕度較低，鼻黏膜脆弱的人也容易流鼻血，可利用加濕器改善空間濕度。此外，若反覆發作不明原因之流鼻血，建議就醫諮詢查明原因。

塗抹

 加強止血

流鼻血時，先保持俯坐姿勢並以棉塊或衛生紙止血，再搭配以下配方。

調和配方

💧岩玫瑰…1 滴

適用時機

血液稍停後，塗抹鼻腔以加強止血速度。

注意事項

若鼻腔黏膜較為敏感，可將岩玫瑰精油與與荷荷芭油以 1：4 的比例調和，再進行鼻腔塗抹。

呼吸系統常見症狀 9
扁桃腺發炎

扁桃腺是人體免疫力的第一道防線，接觸細菌與病毒的機會高，因此也容易受到感染而發炎。各年齡層的扁桃腺皆可能受到感染，也可能會相互傳染，因此提高免疫力便是用油關鍵。

按摩

 抗感染

調和配方

💧 乳香…4 滴　　💧 岩玫瑰…4 滴

💧 茶樹…2 滴　　💧 荷荷芭油…10 毫升

適用時機

於扁桃腺發炎期間，每日早晚塗抹於脊椎兩側進行按摩。

搭配配方

💧 乳香…4 滴　　💧 岩玫瑰…4 滴

💧 茶樹…2 滴　　💧 75% 酒精…10 毫升

使用方法

將上述配方製成芳香噴霧，噴灑於居家空間中，強化抗感染效果。

搭配配方

💧 澳洲尤加利…3 ～ 4 滴

使用方法

臉部芳香蒸氣浴，將精油滴入裝滿熱水的臉盆後，臉部靠近臉盆並用口腔吸入芳香蒸氣，提升病症好轉速度。

TIPS：配方變化

處理扁桃腺發炎問題，除了上述的配方之外，亦可搭配阿育吠陀療法中常見的「油漱」，即是以植物油漱口來清潔口腔。常見的油品選擇為橄欖油或椰子油，取 10 ～ 15 毫升左右倒入口腔，並持續進行 15 ～ 20 分鐘的漱口動作。結束後切勿吞服，也建議將口中植物油吐在衛生紙上包裹後丟棄，避免吐入馬桶或水槽造成排水孔堵塞。每日可在早晨起床飲水後進行。

慢性疾病之情緒根源
── 不平衡 ──

　　各種慢性疾病的成因及其複雜，但究其原因，多半可以在個案身上觀察到長期情緒的「不平衡」。不平衡可能來自於外在，比如在關係中不斷被欺壓，或者相反的是過度自信、自我過於膨脹，都可能透過身心相繫的連結，造成生理上的問題。

　　另一種成因則來自內在失衡。其實維持健康生活的祕訣很簡單，便是「吃好、睡好，多運動」。但現代人因為工作、生活方式，甚至是其他情緒問題，導致睡眠不佳、食慾不穩定，甚至是過長的工時而影響了運動的意願……都可能造成長期的慢性身心問題。

　　在 Chapter 4 當中，適合用來調理失衡問題的用油，便是岩蘭草精油與檀香純露。無論是什麼樣的慢性症狀，只要發現背後有固定的情緒模式，都可以使用這 2 款氣味，用精油按摩、擴香，以及搭配溫熱水飲用純露，來重新校正各種「失衡」狀態。

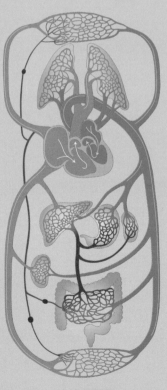

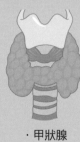

· 甲狀腺

對應慢性疾病症狀
· 心血管問題 · 甲狀腺亢進
· 高血壓 · 胸悶 · 心悸

適用精油
岩蘭草精油、檀香純露等。

· 心血管問題

慢性疾病常見症狀 1
心血管問題

現代人因工作壓力大，加上平均壽命增加，心血管系統的養護更顯重要。常見的心血管症狀包含心律不整以及心臟無力等問題，其成因可能是短期壓力對心血管造成影響，也可能是心血管已發生局部病變，建議只要有症狀出現就先就醫確認原因後，再以芳香療法作為輔助治療，安撫症狀。

塗抹
 ## 心律不整

調和配方
- 佛手柑…5 滴　　● 甜馬鬱蘭…3 滴
- 甜羅勒…2 滴　　● 荷荷芭油…8 毫升
- 瓊崖海棠油…2 毫升

適用時機
每日早中晚取出適量，塗抹於胸口、手臂內側，以及腋下部位，共 3 次。

搭配配方
- 香蜂草純露…10 毫升
- 溫熱飲用水…250 毫升。

使用方法
每日至少飲用 2 次。

塗抹
 ## 心臟無力

調和配方
- 茶樹…5 滴　　● 迷迭香…3 滴
- 月桂…2 滴　　● 荷荷芭油…8 毫升
- 瓊崖海棠油…2 毫升

適用時機
每日早晚塗抹於胸口部位。

搭配配方
- 橄欖油…30 毫升

使用方法
每日口服，增強心血管功能。

慢性疾病常見症狀 2
甲狀腺亢進

甲狀腺亢進的生理成因很多，包含微量元素缺乏、內分泌失調，甚至是特定免疫失調疾病，都可能造成甲狀腺亢進，引發身體出汗、手部不自覺抖動、頸部腫大，以及焦慮、失眠等症狀。除了諮詢醫師確認造成甲狀腺亢進的原因外，個案也須注意生活的「節奏感」是否失衡。

比如急著想達成特定人生目標，或者是受到環境影響，被迫考慮下個人生階段，都是在情緒層面容易誘發甲狀腺亢進的因素。確認生理與心理的因素後，芳香療法便能達到更好的調理效果。

塗抹
 平衡亢進

調和配方

💧甜馬鬱蘭…7 滴　　💧甜杏仁油…10 毫升

💧真正薰衣草…2 滴

💧依蘭…1 滴

適用時機

1. 每日取適量塗抹於喉嚨部位與脊椎兩側。

2. 將調和後的按摩油隨身攜帶，隨時塗抹，加強調理效果。

慢性疾病常見症狀 *3*
高血壓

許多身體疾病都會導致高血壓的症狀，究其真正成因便是局部血液循環不良，導致心血管系統必須提高血壓來讓血液能夠抵達身體的每個角落。除了就醫確認疾病成因後使用芳香療法輔助治療之外，每日按摩與運動非常重要，把局部循環打通，血壓自然就能恢復平衡。

塗抹
 平衡血壓

調和配方

💧甜馬鬱蘭…5 滴　💧真正薰衣草…3 滴

💧依蘭…2 滴　💧荷荷芭油…8 毫升

💧瓊崖海棠油…2 毫升

適用時機

每日早晚塗抹於胸口、腋下。

搭配配方

💧橄欖油…30 毫升

適用時機

每日口服，同時需注意降低其他食用油的劑量。

搭配配方

💧香蜂草／橙花／大馬士革玫瑰純露…10 毫升

💧溫熱飲用水…250 毫升

適用時機

每日輪流將以上 3 款的其中 1 款加入溫熱水飲用，1 天最多可飲用 3 次。

慢性疾病常見症狀 *4*
胸悶

胸悶問題成因也非常複雜,可能跟心血管系統、呼吸系統,甚至是身體筋膜鬆緊都有關。長期胸悶建議就醫之後,再搭配芳香療法進行輔助調理。此外,壓力過大類型的胸悶也很常見,在臨床觀察上更可見自覺不被愛或者不被重視的個案,也容易產生胸悶問題,芳香療法此時便可提供極大幫助。

按摩
建立價值感

調和配方
- 西伯利亞冷杉⋯10 滴
- 真正薰衣草⋯7 滴
- 甜馬鬱蘭⋯4 滴　　● 月桂⋯3 滴
- 永久花⋯3 滴　　　● 岩蘭草⋯3 滴
- 荷荷芭油⋯30 毫升

適用時機
每日起床與睡前,均取適量按摩於胸口、
兩側肋骨側邊,以及脊椎兩側。

搭配配方
- 香蜂草純露⋯10 毫升
- 溫熱飲用水⋯250 毫升

使用方法
每日飲用 2 次。

TIPS:加強身心調理

不管是經歷日常持續的胸悶,或者在特定壓力情境造成的窒息感,除了取出精油搭配轉念呼吸法幫助自己減壓之外,我們也可試著在呼吸時有意識地微微嘟嘴並抬高上顎,就像閉著嘴打呵欠的嘴型,能幫助更快進入能夠順暢呼吸的身心狀態中,舒緩胸悶的效果也更加乘。

慢性疾病常見症狀 5
心悸

心悸常發生在熬夜、壓力過大，或者是飲用含有過多咖啡因的飲品後發生。偶爾心悸與心跳過快會共同發生，但若皆為可找到原因的偶發不適則不須過度擔心。然而，若是心悸症狀併發冒冷汗、胸悶疼痛、呼吸困難等症狀，則須儘速就醫釐清原因。

塗抹
 ## 平衡心跳

調和配方
- 真正薰衣草…5 滴
- 甜羅勒…3 滴
- 依蘭…2 滴
- 甜杏仁油…10 毫升

適用時機
1.隨身攜帶，於心悸或心跳過快時塗抹於胸口位置。
2.搭配吸聞或擴香以上香氣（不含植物油），緩和整體身心節奏。

搭配配方
- 香蜂草純露…5 毫升
- 檀香純露…5 毫升
- 溫熱飲用水…250 毫升

使用方法
每日至少飲用 2 次。

TIPS：加強身心調理

如果是因為壓力大或焦慮情緒無法排解而造成心悸，上述調和配方除了按摩胸口之外，也可加強按摩雙手手臂內側位置。注意按摩力道不需太強，只需塗油後輕柔抓捏。反覆按摩 3 次後，取真正薰衣草精油1滴於手心，搓開後把雙手手掌放在胸口，進行鼻吸鼻吐的平衡呼吸（P.61）。直到焦慮緩解。

肌膚問題之情緒根源
── 不可逃避的承擔 ──

　　皮膚是人體與外在世界接觸的第一線，也是他人第一印象的來源，因此反覆發作的皮膚問題，其原因除細菌、病毒感染，或者生活作息與飲食失調之外，也可注意個案本身是否正在經歷「不可逃避的承擔」。

　　許多人都親身經歷過壓力所引發的肌膚狀況，但同樣的壓力等級，為什麼在不同人身上有截然不同的效果呢？原因就在於當事人看待壓力的觀點。比如工作上應負的責任，若是下班後依然無法切割，壓力的空間與時間界線變得模糊，就容易引發肌膚狀況。相反的，用正確方式看待身上的責任，並且理解「逃避雖可恥但有用」的個案，因為理解自己的極限，反而更能維持身心與肌膚的健康，走得更長遠。

　　然而，工作雖可切割，但家庭或親密關係帶來的壓力就很難躲避。尤其父母或另一半深諳情緒勒索之道者，更易發生肌膚狀況。精油新手在調製肌膚處方時，亦可關心對方的情緒狀況，並適時提供可緩解這類情緒的香氣（如：大馬士革玫瑰純露、橙花純露、天竺葵精油、真正薰衣草精油…等等）協助。

對應肌膚問題
· 痘痘肌 · 肌膚控油 · 粉刺 · 乾燥 · 過敏
· 泛紅血絲 · 肌膚搔癢 · 預防細紋 · 黑眼圈
· 預防斑點 · 燒燙傷 · 曬傷 · 傷口止血修護
· 瘀傷 · 傷口再生 · 疤痕修護 · 手肘與膝蓋粗乾
· 口腔潰瘍與唇皰疹 · 頭皮屑

適用精油
大馬士革玫瑰純露、橙花純露、天竺葵精油、真正薰衣草精油等。

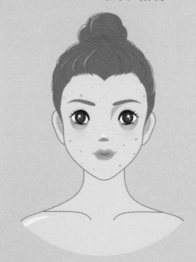

肌膚問題常見症狀 1

痘痘肌調理 / 肌膚控油

青春期的痘痘肌與油性肌，主要源於荷爾蒙改變，通常度過青春期後，膚況即可緩解。然而現代許多人的膚質仍處在「後青春期」階段，常見原因為作息不正常、飲食失衡、運動不足，或者是肌膚清潔不夠徹底等等。芳香療法能夠從緩解肌膚發炎、控油，以及強化肌膚清潔提供協助。

塗抹

 ## 緩解肌膚發炎

調和配方

- 天竺葵…3 滴
- 月桂…1 滴
- 澳洲尤加利…1 滴
- 岩玫瑰…1 滴
- 荷荷芭油…8 毫升
- 玫瑰果油…2 毫升

適用時機

在臉部清潔過後，先噴灑或濕敷橙花純露，再將調製好的面油均勻塗抹整臉，調理青春痘。

保養

 ## 強化肌膚清潔

調和配方

- 橄欖油、椰子油，以及未經焙炒的芝麻油，以 1:1:1 比例調和

適用時機

製成天然淨膚油，可以於肌膚清潔前取適量在臉部按摩後，使用衛生紙將臉部殘油擦去，用來卸除肌膚表面髒汙，淨化膚況。

濕敷

 ## 控油

調和配方

- 大馬士革玫瑰純露與橙花純露以 1：1 比例調和

使用方法

以紙面膜沾取後全臉濕敷。

搭配配方

- 大馬士革玫瑰純露…5 毫升
- 橙花純露…5 毫升
- 溫熱飲用水…250 毫升

使用方法

每日飲用 4 次以調整體質。

肌膚問題常見症狀 *2*

粉刺

粉刺是未發炎的青春痘，好發於額頭、鼻頭，以及下巴部位，同樣常見於青少年族群。基礎照護方式與痘痘肌類似，同樣須注意飲食，減少油炸並盡量保持飲食清淡，運動與睡眠也須兼顧。除此之外，調理粉刺亦可參考以下三明治保養法，加快粉刺的代謝。

保養
 ## 三明治保養法

臉部清潔後先在臉部濕敷或噴灑純露，接著塗上面油均勻按摩後，再以紙面膜沾取純露，至少濕敷 5 分鐘，以上的保養方式即稱為三明治保養法。

調和配方：純露

💧 大馬士革玫瑰純露、橙花純露與檀香純露 1:1:1 調和

使用方法

依照瓶器大小，將以上配方調和，在塗上面油前，先噴灑於肌膚，塗抹面油後再以紙面膜沾取，至少濕敷 5 分鐘。

調和配方：面油

💧 澳洲尤加利⋯3 滴
💧 西伯利亞冷杉⋯2 滴
💧 佛手柑 FCF⋯1 滴
💧 荷荷芭油⋯10 毫升

使用方法

調和作為面油使用，於第 1 次濕敷後塗抹於臉部按摩均勻。

TIPS：配方變化

不只是青春期少年容易長粉刺，我們更觀察到隨著健身風潮的盛行，個案若為減脂增肌的目的而進行以蛋白質為主的飲食，其肌膚常常也會發生粉刺問題。因此，在上述三明治保養法外，也建議蛋白質至上的健身男女可以多多飲用純露來改善體質。除了本書提到的大馬士革玫瑰純露之外，種子萃取的芫荽（Coriandrum sativum）純露也是調理肉食體質的好選擇，可在 250 毫升的溫熱飲用水中，加入 5 毫升的純露口服，每天 3 次。

肌膚問題常見症狀 *3*

肌膚乾燥

芳香療法非常適合處理肌膚乾燥問題，無論是因外在環境（如冷氣房或身處氣候較乾燥的國家），或因天生體質（乾性肌）造成的乾燥問題，純露與植物油皆是養護肌膚最好的芳香小幫手。

保養

 養護步驟

Step1 純露濕敷

先濕敷大馬士革純露或檀香純露，以軟化角質。

Step2 調和配方

💧真正薰衣草…2 滴

💧天竺葵…2 滴

💧乳香…2 滴

💧甜杏仁油…8 毫升

💧玫瑰果油…2 毫升

適用時機

作為日常面油使用。亦可把面油隨身攜帶，在覺得肌膚乾燥時隨時塗抹補充。

> **TIPS：加強身心調理**
>
> 肌膚乾燥問題除了勤加保養之外，女性體內的荷爾蒙水平也會影響到肌膚的潤澤度。若是肌膚狀況在短期內突然變得乾燥無比，同時觀察到其他與經期、婦科有關的症狀發生，就建議先諮詢專業醫師，確認膚況是否受到荷爾蒙的影響，再以滋養力極強的面油做為輔助。

肌膚過敏問題

過敏肌膚有幾種常見原因：如居家環境中出現致敏物（如塵蟎）、空氣汙染、天生體質，或者經常接觸不適合自己的化妝品與保養品，皆有可能誘發肌膚過敏，導致局部或全臉肌膚發紅甚至腫脹。若遇肌膚敏感問題，調和純露與植物油的油露，便是芳香保養法的首選。

1. 油露調和

若是肌膚過度敏感，甚至碰到精油的芳香分子便會出現過敏反應，建議可以 3：1 的比例混合純露與植物油，並裝入噴瓶當中。需要肌膚保養時即可先初步搖晃過（強化油水混合），噴灑於敏感肌膚上。

2. 純露使用建議

大馬士革玫瑰純露、橙花純露，或者是檀香純露，若敏感嚴重者亦可選用德國洋甘菊純露（Matricaria recutita / Chamomilla matricaria）來調和。德國洋甘菊純露的抑敏效果極好，適合應用於高度敏感肌膚。

3. 植物油使用建議

視膚質挑選，油性肌可選擇荷荷芭油、乾性肌可挑選甜杏仁油，兩者也都可加入玫瑰果油加強修護或滋養效果。

肌膚問題常見症狀 5
肌膚泛紅 /
血絲

肌膚泛紅並有局部血絲問題,可能成因是肌膚過薄導致血絲明顯,又可能肌膚反覆受到刺激,導致表皮微血管循環不佳,造成血液滯留。建議搭配以下芳香處方進行調理。

保養
 養護步驟

Step1 **純露濕敷**

全臉噴灑或貼敷檀香純露,至少貼敷 10 分鐘。

Step2 **調和配方**

💧 大西洋雪松…3 滴
💧 永久花…3 滴
💧 玫瑰果油…10 毫升

適用時機

於貼敷純露後用來按摩全臉。

注意事項

若肌膚泛紅且相對敏感者,可純粹使用玫瑰果油進行保養。唯須注意玫瑰果油較容易變質,若用油速度沒那麼快,建議可與荷荷芭油進行調和,延長保存期限。未上妝時亦可隨身攜帶檀香純露噴灑於臉部肌膚,強化修護效果。

肌膚問題常見症狀 6

肌膚搔癢

肌膚搔癢問題可能源於蚊蟲叮咬、皮膚乾燥，或者是濕疹、汗皰疹等肌膚症狀，須先確認原因之後，在使用精油止癢的同時，調理生活方式，才能有效緩解肌膚不適。

塗抹

 ## 蚊蟲叮咬

調和配方
- 茶樹…5 滴
- 胡椒薄荷…3 滴
- 真正薰衣草…2 滴
- 荷荷芭油…10 毫升

適用時機
隨身攜帶，若遇蚊蟲叮咬紅腫問題，可取出適量局部塗抹（此配方僅止癢、不防蚊）。

塗抹

 ## 濕疹

調和配方
- 胡椒薄荷…5 滴
- 澳洲尤加利…3 滴
- 岩蘭草…2 滴
- 荷荷芭油…10 毫升

使用方法
1. 塗抹於濕疹部位。
2. 也可將調和過的按摩油與大馬士革玫瑰純露，以 1：3 的比例調和後裝入噴瓶，隨時噴灑於搔癢肌膚。

塗抹

 ## 皮膚乾燥

調和配方
- 真正薰衣草…2 滴
- 天竺葵…2 滴
- 乳香…2 滴
- 甜杏仁油…8 毫升
- 玫瑰果油…2 毫升

適用時機
日常使用，也可隨身攜帶玫瑰果油，直接塗抹於乾燥發癢部位。

塗抹

 ## 汗皰疹

是濕疹的一種，好發於手掌與腳掌指緣處，雖然症狀表現為一顆或一小群水泡，但通常奇癢無比。

調和配方
- 澳洲尤加利…5 滴
- 月桂…3 滴
- 真正薰衣草…2 滴
- 荷荷芭油…10 毫升

適用時機
在汗皰疹發作時塗抹於患處，並保持患部乾燥。

肌膚問題常見症狀 7
預防細紋形成

隨著年齡增長，肌膚細胞老化失去保水力，便容易在眼角、嘴角，或者是受表情肌帶動的肌膚部位產生細紋。此外，過度的陽光曝曬也會對肌膚造成傷害，加速肌膚老化。若要預防細紋生成，除了使用芳香療法協助外，維持健康飲食、做好防曬，並且保持運動習慣，都是維持青春永駐的不二法門。

保養

 ## 預防步驟

___

Step1 純露濕敷

大馬士革玫瑰純露與檀香純露等比例調和後進行全臉濕敷 5 ～ 10 分鐘。

Step2 調和配方

- 乳香…3 滴
- 天竺葵…2 滴
- 岩玫瑰…1 滴
- 荷荷芭油…8 毫升
- 玫瑰果油…2 毫升

適用時機

作為面油使用，每日順著肌膚紋理按摩。

搭配配方

- 大馬士革玫瑰純露 ⎫
- 檀香純露 ⎬ 共 10 毫升
- 溫熱飲用水…250 毫升

使用方法

日常飲用，每日飲用 3 次，做好體質調理。

肌膚問題常見症狀 8

黑眼圈

黑眼圈之常見成因為鼻部與眼周部位血液循環不佳，若有鼻過敏問題者建議參考呼吸系統單元中提到的用油，同步調理呼吸系統。眼周循環不佳，也可能來自用眼過度或睡眠不足，可同步進行生活作息的調整，並且在日常生活中堅持使用減壓用油，幫助自己適當休息。

保養

 ## 促進眼周循環

Step1 塗抹眼周

調和配方

💧乳香…2 滴 💧永久花…2 滴 💧月桂…1 滴 💧真正薰衣草…1 滴
💧荷荷芭油…8 毫升 💧玫瑰果油…2 毫升

適用時機

在一般面油保養後取出適量塗抹於眼周。

Step2 眼部濕敷

調和配方

💧檀香純露…適量

使用方法

以化妝棉沾取，閉眼後直接濕敷於雙眼部位，閉目養神 5 分鐘。

注意事項

若在濕敷以前微微加熱檀香純露至 45 ～ 50°C，促進循環效果更佳。

肌膚問題常見症狀 9
預防斑點生成

肌膚在受到陽光曝曬過後,便容易產生黑色素沉澱及斑點生成,因此抗斑的基礎工程是無死角防曬。除此之外,身體健康也會影響到肌膚合成黑色素的速度,比如過度勞累或者是身體機能退化時,就有可能增加肌膚長斑的機會。因此適當的休息與飲食習慣的調整,對預防斑點生成也有幫助。芳香療法則是多半從「預防黑色素生成」以及「促進黑色素代謝」2 種途徑來調理斑點。

 保養

保養步驟

Step1 全臉濕敷

調和配方

💧 大馬士革玫瑰純露、橙花純露、檀香純露以 1:1:1 調和

適用時機

根據瓶器大小調和以上配方,每日臉部清潔後濕敷於臉部。

Step2 塗抹面油

調和配方

💧 永久花⋯3 滴　💧 依蘭⋯2 滴　💧 岩蘭草⋯1 滴

💧 荷荷芭油⋯8 毫升　💧 玫瑰果油⋯2 毫升

適用時機

充分混合以上配方過後,作為保養面油使用。

注意事項

在上述面油配方中,小可將永久花替換為胡蘿蔔籽(Daucus carota)精油。胡蘿蔔籽美白效果極佳,尤其可增強皮膚代謝作用,唯氣味非常特殊,根莖泥土味極重,使用時需有一定的抗斑決心。若無法接受者,可再與天竺葵或真正薰衣草等甜美香氣調和使用。

肌膚問題常見症狀 10
輕度燒燙傷急救

在廚房煎煮炒炸，展現高超廚藝時，難免會有輕度燒燙傷的可能性。燒燙傷是熱能傷害到肌膚，會依照受傷深淺來區分等級，若是在燙傷之後僅有局部紅腫或水泡，疼痛也較為輕微，可使用精油進行簡單護理。但若是燙傷面積大、表皮層脫落，並伴隨劇烈疼痛，建議須簡單進行處理後立即就醫。

塗抹
 輕度燒燙傷

調和配方
💧 真正薰衣草⋯適量

適用時機
若表皮未脫落，僅有輕微紅腫與水泡，可在患處滴上適量精油，每 2 小時滴 1 次，直到疼痛緩解。

噴灑
燙傷面積較大但表皮未脫落

調和配方
💧 大馬士革玫瑰純露 / 薰衣草純露⋯適量

適用時機
2 種純露擇一使用，替代冷水噴灑或沖洗於燙傷部位。

注意事項
同時觀察後續肌膚疼痛是否轉烈，若疼痛愈發嚴重則須盡速就醫。真正薰衣草（Lavandula angustifolia）純露的氣味雖然不如精油甜美，但依然具有強效的修護效果，控油效果極佳，是本書介紹的 5 支新手純露之外，值得居家常備的品項。

肌膚問題常見症狀 11

曬傷

精油與植物油很殘念的「只防曬傷不防曬黑」，所以不適合追求如月光般白皙膚色的輝耀姬。但如果你喜愛黝黑小麥色膚色，或者是在不慎曬傷以後，想用天然的方式安撫肌膚的疼痛與發紅，可以使用以下配方。

塗抹

 預防曬傷

調和配方

💧 真正薰衣草⋯10 滴

💧 穗花薰衣草⋯10 滴

💧 甜杏仁油⋯10 毫升

💧 橄欖油⋯10 毫升

適用時機

曝曬太陽前，並塗抹於會曝曬到陽光的肌膚部位，視陽光狀況需每 1 ～ 2 小時補擦 1 次。

注意事項

使用時須避開眼唇部位。此外，穗花薰衣草（Lavandula latifolia）精油的氣味與真正薰衣草不同，偏向清新上揚感，與澳洲尤加利或月桂的氣味調性接近。其香氣雖然不如真正薰衣草甜美，但是預防曬傷的效果拔群，也可替代真正薰衣草作為燒燙傷急救用油使用。

濕敷

 曬後修護

調和配方

💧 以羅馬洋甘菊純露、大馬士革玫瑰純露以及橙花純露 1:1:1 比例調和

適用時機

曬傷時。

使用方法

依據瓶器大小調和，以化妝棉或敷布沾取，貼敷於曬傷部位。嚴重不適時可每 10 分鐘替換敷布。

加強恢復

若想加強肌膚的鎮定效果，也可以加入真正薰衣草純露，讓疼痛的肌膚部位能夠恢復得更快。

肌膚問題常見症狀 *12*

傷口止血
修護

無論在廚房切菜、浴室沐浴，或者是小孩房那塊沒收好的樂高，都可能讓我們一時不慎「見紅」。當傷口出現時，第一時間必須先消毒止血，再進行後續的包紮與修護。精油的消毒效果極佳，特定精油也能幫助傷口止血癒合，後續也能進行〈傷口再生〉與〈疤痕修護〉（P.234、P235）。本篇則把重點放在第一時間的止血消毒。

塗抹

 不慎受傷時

Step1 初步止血

調和配方

💧 岩玫瑰…適量

使用方法

先在傷口周圍塗抹。

注意事項

岩玫瑰芳香分子多元但親膚性極高，也有極佳的消毒效果，急救時純油使用也無大礙。但若肌膚較為敏感的個案，則建議把岩玫瑰與荷荷芭油以 1：4 比例調和稀釋後，塗抹在傷口周圍，幫助傷口癒合修復。

Step2 調和修護配方

調和配方

💧 岩玫瑰與乳香 1:1 比例調和

適用時機

依據瓶器大小調和，出血初步停止後將調和出來的複方每 2 小時塗抹於傷口周圍，加速傷口修護。

肌膚問題常見症狀 13
瘀傷

在局部肢體碰撞後，若表皮未破損但肌膚內部血管破裂，就有可能造成瘀傷。通常小瘀傷僅在按壓時會感到疼痛，且未伴隨腫脹感，使用精油處理再適合不過。但若因挫傷、拉傷、扭傷而造成內出血，伴隨強烈腫脹疼痛時，則須盡量避免移動受傷部位，並先行就醫確認是否有其他肌肉、關節、韌帶的損傷。

塗抹
 新鮮瘀傷

調和配方
- 永久花…5 滴
- 乳香…3 滴
- 月桂…2 滴

適用時機
瘀傷剛發生時以純精油直接塗抹於患處，每 2 小時塗抹 1 次直到瘀痕消失。

塗抹
 慢性瘀傷

調和配方
- 永久花…5 滴
- 乳香…3 滴
- 月桂…2 滴
- 荷荷芭油…5 毫升
- 瓊崖海棠油…5 毫升

使用方法
肌膚敏感或處理慢性瘀傷時，以此配方塗抹於瘀傷區域。

TIPS：加強身心調理

在 Chapter 5 當中，雖然大部分我們所討論的症狀都屬於生理層面範疇，但是瘀傷常有心靈層面可對應的情緒糾葛。尤其是處理長期瘀傷時，如果在塗油之後產生夢境或注意到情緒的起伏，建議可記錄下來後，搭配永久花精油（P.148）與其轉念呼吸法，來幫助自己在身心層面都完整「去瘀」。

肌膚問題常見症狀 14

傷口再生

許多精油都有促進傷口再生效果，主要針對已無開放性創口，同時傷口也無組織液滲漏者，皆可使用本條目所介紹的配方。除了居家傷口的修護外，手術後的傷口修護亦可在與醫師討論過後，應用芳香療法來幫助傷口的修護。

塗抹

 協助修護

調和配方

💧 岩玫瑰…5 滴　　💧 乳香…3 滴

💧 永久花…2 滴

💧 玫瑰果油…5 毫升

💧 瓊崖海棠油…5 毫升

適用時機

每 2 小時塗抹於傷口 1 次，可協助傷口癒合。

注意事項

另外也可於塗油後於傷口部位噴灑大馬士革玫瑰純露，噴灑純露後切勿用紗布覆蓋，建議讓其自然風乾。

TIPS：配方變化

若是傷口雖已無開放性創口，但還是持續感受到紅腫痛，此時使用按摩油配方可能會導致腫脹感更為強烈。建議可改為配方中精油的對應純露（岩玫瑰純露、乳香純露、永久花純露），依照自己喜歡的比例調和後濕敷，待腫痛消退後再改用按摩油塗抹。

肌膚問題常見症狀 *15*
疤痕修護

若是肌膚曾有傷口，皆可能形成疤痕。預防方式是提升肌膚再生速度，防止受傷區域產生色素沉澱。同時也得促使肌膚製造膠原蛋白，預防傷口萎縮。若針對時間較長的舊疤痕，則可增加局部肌膚代謝速度，促使細胞再生。

塗抹

 疤痕預防

調和配方
- 真正薰衣草⋯1 滴
- 岩玫瑰⋯1 滴
- 永久花⋯1 滴

適用時機
受傷前期，直接塗抹於傷口周圍，幫助傷口修護。並在傷口乾化後使用玫瑰果油，每日至少於傷口上塗抹 4 次。

塗抹

 疤痕再生

調和配方
- 澳洲尤加利⋯5 滴
- 永久花⋯3 滴
- 岩蘭草⋯2 滴
- 玫瑰果油⋯5 毫升
- 瓊崖海棠油⋯5 毫升

適用時機
塗抹於疤痕部位。

注意事項
調理臉部疤痕則建議將精油劑量減半。

TIPS：復原叮嚀

疤痕如果要修護得好，看不出傷口痕跡，除了用油之外，還需要必須善加照顧，例如受傷區域須盡可能避免陽光照射，也須避免攝取菸酒，飲食要避免辛辣刺激。環境清潔也很重要，若本身為過敏體質，則須盡量避免過敏原，以免在修護過程中無意識搔抓，造成傷口復原不理想的狀況。

肌膚問題常見症狀 16

手肘 /
膝蓋粗乾

乾性膚質者除了臉部肌膚外，全身肌膚也經常呈現乾燥狀態。又或者是工作需呈跪姿，或手肘需長時間置放於桌面者，也容易導致關節部位的肌膚粗乾暗沉。由於此部位肌膚角質層較厚，建議用油前可先以純露濕敷，才能讓油質被順利吸收。

保養
保養步驟

Step1 濕敷

調和配方

💧大馬士革玫瑰純露…50 毫升　　💧橙花純露…50 毫升

適用時機

每日睡前以化妝棉沾取適量，貼敷於手肘與膝蓋肌膚

Step2 用油塗抹

調和配方

💧天竺葵…5 滴　　💧真正薰衣草…3 滴　　💧乳香…2 滴

💧玫瑰果油…10 毫升

使用方法

1. 塗抹於手肘與膝蓋肌膚部位。

2. 白天亦可隨身攜帶調和好的按摩油，隨時塗抹以加強滋養效果。

肌膚問題常見症狀 *17*

口腔潰瘍 / 唇皰疹

口腔潰瘍起因可能是細菌或病毒感染，又或者是過度疲累導致免疫系統失調。而唇皰疹則是因皰疹病毒感染，好發於嘴角與嘴唇。雖然大部分的潰瘍與皰疹皆會自行好轉，但因病程相當疼痛，因此仍建議可以香氣作為輔助，加速病程的同時也減緩疼痛。然而，若口腔潰瘍與唇皰疹連續超過 2 週，則建議就醫檢查是否係由其他因素導致。

噴灑

 ## 口腔潰瘍

調和配方
💧 大馬士革玫瑰純露與橙花純露以 1：1 比例調和

使用方法
依據瓶器大小調和配方後，裝入消毒過的噴瓶。

適用時機
1. 於口腔潰瘍期間可隨時取出噴灑。
2. 早晨起床刷牙後，亦可加強噴灑。
3. 用餐前後以純露漱口，幫助傷口消炎、促進潰瘍癒合。

塗抹

 ## 唇皰疹

調和配方
💧 月桂…適量

適用時機
唇皰疹發作時，適量薄塗於皰疹部位。建議隨身攜帶，疼痛時不限次數隨時塗抹，直到症狀緩解。

肌膚問題常見症狀 *18*

頭皮屑

頭皮油脂分泌若是失衡，便可能造成脂漏性皮膚炎，導致頭皮脫屑，用油方向便是「控油」。另外，頭皮肌膚過敏者也可能會有脫屑狀況，用油方向則須往「減敏」思考。建議先至皮膚科檢測頭皮屑成因，來掌握用油思路與配方。

按摩

頭皮控油

調和配方

💧 月桂…5 滴　　💧 迷迭香…3 滴

💧 大西洋雪松…2 滴

💧 荷荷芭油…10 毫升

適用時機

在洗髮前取適量先按摩頭皮，靜置至少15 分鐘後，再依一般頭皮清潔程序洗去護髮油。

搭配配方

💧 月桂…10 滴

💧 無香洗髮精…100 毫升

使用方法

洗髮時使用，能充分控油。

噴灑

頭皮減敏

調和配方

💧 大馬士革玫瑰純露與檀香純露以 1:1 比例調和

適用時機

依瓶器大小調和後，按以下方式使用：

1. 每日洗髮後先初步以毛巾將髮絲擦乾，再把純露均勻噴在頭皮後吹乾。

2. 若是頭皮過敏併發搔癢不適感，亦可在上述純露配方中加入羅馬洋甘菊純露，舒緩搔癢不適。

上班族症狀之情緒根源
── 我不想努力了 ──

隨著工作型態改變，許多上班族的工作型態越來越依賴腦力，相對的身體勞動較少。因此上班族容易出現的不適症狀，通常跟久坐久站及長期使用電腦有關。

而上班族常見的情緒問題是什麼呢？久未伸展的身體，可能將壓抑情緒藏在蜷縮筋膜當中，久而久之也就變得外強中乾，僅能倚靠意志力撐著。而日復一日的生活與分工細緻的工作屬性，也容易讓人找不到自我意義，被失去目標感淹沒，最後只能大喊一聲「我不想努力了」。情緒上的壓力也會導致身體更加僵化，造成惡性循環。

因此，上班族除了記得勤加伸展、多多運動之外，也得試著在忙碌生活中為自己空出喘息時間，並與自身真實的想望深刻連結。這時候，能為我們創造自我覺察機會的大西洋雪松，便是上班族的用油首選，無論是用來擴香或者按摩，都能幫助我們去蕪存菁，在看似忙碌的生活中，不偏離自己的初心。

對應性族群常見症狀
· 腰痠背痛 · 眼睛痠痛 · 肩頸僵硬
· 慢性疲勞 · 腿部靜脈區張 · 抽筋
· 落枕 · 宿醉 · 水腫 · 肥胖

適用精油
大西洋雪松精油。

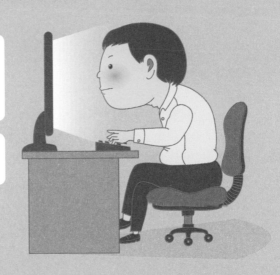

上班族常見症狀 1

腰痠背痛

上班族由於工作時間長,工作姿勢又相對固定,長期下來非常容易造成身體肌肉力量不足,導致腰痠背痛的問題發生。若要從根本解決,可採取「番茄鐘工作法」,意即每專心工作 25 分鐘,便要安排 5 分鐘休息時間。休息時間中可任意走動、喝水,或者進行簡單的伸展,讓自己不被困在固定狀態中,反而更有精神與活力。另外,進行核心肌群的重量訓練通常也能改善腰痠背痛問題,可搭配本條目用油使用,一起迎向不痠不疼的工作人生。

按摩

舒緩疼痛

調和配方

💧 月桂…5 滴
💧 西伯利亞冷杉…3 滴
💧 薑…2 滴
💧 荷荷芭油…8 毫升
💧 瓊崖海棠油…2 毫升

適用時機

1. 每日睡前搭配簡易按摩手法,為自己的腰部紓壓。
2. 將按摩油裝入滾珠瓶或隨身拍瓶中,帶到辦公室隨時使用。
3. 本按摩油也可應用在運動後的痠痛部位,幫助身體更快從疲勞中恢復,建立強壯肌力。

上班族常見症狀 *2*

眼睛痠痛

現代工作多半需透過 3C 進行，無論是手機、電腦、平板，都已經大舉滲入生活，眼睛疲勞的問題也層出不窮。若想消除眼睛疲勞，同樣可採取〈腰痠背痛〉條目中介紹到的番茄鐘工作法，每工作 25 分鐘便休息 5 分鐘，以爭取讓眼睛休息的時間。芳香療法中，純露護眼效果相當好，通常也在貼敷前可加熱至 45 ～ 50℃之間，溫熱護眼更舒緩。

濕敷
 ## 眼部養護

調和配方

💧 大馬士革玫瑰純露…適量

使用方法

1. 使用化妝棉沾取，並貼敷在眼睛上，閉目養神 5 分鐘（加溫護眼效果更佳）。

2. 將大馬士革玫瑰加入噴瓶當中帶至辦公室，當雙眼疲勞緊繃時，亦可在向上將純露噴灑在空氣後，抬頭並將眼睛睜開，讓純露滋養如同細密春雨般灑落於雙眼之中。

TIPS：加強身心調理

眼睛疲勞問題除了借重純露的滋養之外，我們也可觀察個案是否有頭部過於前傾的姿勢不良問題。若坐著使用電腦時，容易下巴前傾、頸部呈彎曲狀，就有可能因為脖頸部的壓力，進而導致頭部整體循環不佳，讓眼睛更容易疲勞。可透過調整姿勢、增強核心肌群力量，以及搭配 Chapter 3 的肩頸按摩手法（P. 87、P92），來整體性緩和肩頸頭壓力，間接強化雙眼的續航力。

上班族常見症狀 *3*
肩頸僵硬

肩頸僵硬問題與腰痠背痛很接近，都是久坐久站與工作姿勢不良造成的。然而肩頸僵硬更須注意辦公時電腦螢幕、鍵盤、滑鼠，以及座位之間的相對位置。當使用電腦工作時，應將背部挺直，雙手輕鬆置於桌面，並保持下巴內收且雙眼往前方直視，再選擇工作 25 分鐘便休息 5 分鐘的番茄鐘韻律，便可把肩頸僵硬的風險降到最低。

按摩

 ## 放鬆肩頸

調和配方

💧 西伯利亞冷杉…5 滴　💧 薑…3 滴　💧 迷迭香…2 滴
💧 荷荷芭油…10 毫升

適用時機

1. 每日塗抹於肩頸部位 3 次。建議搭配熱敷與揉捏手法，效果更全面。
2. 若肩頸長期僵硬，已出現偏頭痛與頭暈等問題，亦可將本配方塗抹於太陽穴與頭皮側面肌膚，再進行按摩。

TIPS：配方變化

除生理因素造成的肩頸僵硬，若在工作或生活中壓力過重，或者是自覺能力不足卻被迫挑起重擔，也可能導致情緒性的肩頸緊繃問題。然而在許多案例中可觀察到，情緒上的重擔雖然壓得這些人喘不過氣，卻也往往是硬邦邦族群的「成就感來源」。因為覺得做得越多的人才越重要，也擔心若是拒絕承擔，就會失去在群體中的不可取代性，這時可搭配月桂精油（P. 142）與其轉念呼吸法，培養「說不的勇氣」。

上班族常見症狀 *4*
慢性疲勞

慢性疲勞症候群好發於工時過長或壓力過大的上班族。常見的症狀包含情緒低落、失眠、焦慮、剛睡醒也覺得能量萎靡,即便是休息也沒辦法緩解疲勞感。慢性疲勞與過勞僅有一線之隔,若經常感覺到身體發麻、頭痛呼吸不順,又或者覺得自己「快要撐不下去了」,建議無論如何先暫停工作,並且尋求專業幫助,以維護身心健康。

塗抹

 常見慢性疲勞

若受慢性疲勞所苦,除了適當調整生活作息與工作比例之外,也可搭配精油調整。

調和配方

💧 西伯利亞冷杉…1 滴

💧 月桂…1 滴

適用時機

在每日早晨出門前滴於手心,雙手搓揉之後,塗抹於後腰部位,並握拳輕輕敲打後腰位置。

搭配配方

💧 橄欖油…30 毫升

適用時機

每日口服。

搭配配方

💧 香蜂草純露…10 毫升

💧 溫熱飲用水…250 毫升

適用時機

每日飲用 3 次。

塗抹

 白日疲勞

調和配方

💧 西伯利亞冷杉…1 滴

適用時機

白日疲勞時,搓開精油後塗抹於雙手手臂內側位置,並輕輕拍打,幫助自己度過作息調整的適應期。

上班族常見症狀 5

腿部靜脈曲張

久坐久站的工作型態，除了造成身體的緊繃之外，也容易在腿腳處造成靜脈曲張。嚴重的靜脈曲張可能會有腫脹發熱感，也會造成該區域循環變差，進而影響美觀。因此除了每日睡前抬腿及冷熱水交替淋浴或泡浴之外，使用按摩油來疏通腿腳循環，也是預防靜脈曲張的好方法。

按摩

 ## 加強血液循環

調和配方

💧 茶樹…7 滴

💧 月桂…2 滴

💧 岩蘭草…1 滴

💧 瓊崖海棠油…10 毫升

適用時機

每日按摩於下肢部位腿腳部位，搭配冷熱水交替的泡腳，更能加強血液循環。

搭配配方

💧 檀香純露…適量

使用方法

若家中有浴缸，也可以加入水中進行泡浴（只要能聞到香味的程度即可）。

搭配配方

💧 檀香純露…10 毫升

💧 溫熱飲用水…250 毫升

使用方法

每日飲用 3 次，也有助於改善整體的血液循環。

上班族常見症狀 6
抽筋

抽筋即是肌肉不自主地痙攣抽動，好發於青少年族群。若是在激烈運動後沒有迅速補充電解質，便可能造成局部抽筋。另外，若是久坐久站導致局部循環不佳，在溫度變化劇烈的環境中（比如突然進入冷風陣陣的空調室中），便可能造成抽筋狀況。可說是「動太多」或「動太少」都會造成的肌肉症狀。

按摩
日常保養／急救

調和配方
💧 西伯利亞冷杉…5 滴 　💧 薑…3 滴 　💧 真正薰衣草…2 滴
💧 荷荷芭油…10 毫升

適用時機
反覆發生抽筋時。

使用方法
1. 按摩於經常抽筋的部位後進行足部泡浴或全身泡澡。
2. 若抽筋發作時，肌膚較無敏感問題者也可取出上述配方的純精油，混合後直接塗抹於抽筋部位進行急救。

TIPS：加強身心調理

在連假後或每年之初，許多人都希望能下定決心培養運動習慣，卻常常一口氣衝太快，讓平日缺乏鍛鍊的身體跟不上突發的運動量，導致嚴重抽筋的慘況。因此若是常常抽筋的人，除了須調理前述的生理層面問題之外，也要接受「欲速則不達」的道理，可搭配依蘭精油（P.168）的轉念呼吸法，幫助自己更平衡地使用身體。

上班族常見症狀 *7*

落枕

長期姿勢固定的上班族，也容易受落枕所苦。落枕是肌肉的急性發炎，主要病因是在於頸部或背部肌肉缺乏活動，導致一有突然動作或睡覺時固定在某個姿勢後翻身，就讓肌肉「嚇得措手不及」，快速收縮下，就導致肌肉發炎。單次發生落枕，可用芳香療法協助恢復，但若同一部位反覆發生，則須重新調整枕頭高度，並注意是否脊椎錯位。

按摩

 ## 減緩不適

調和配方

💧薑⋯5 滴　💧永久花⋯3 滴　💧月桂⋯2 滴　💧荷荷芭油⋯10 毫升

適用時機

塗抹於落枕部位並進行局部溫敷，至少早晚按摩 1 次。

注意事項

溫敷亦可用吹風機局部加熱取代，然而吹風機溫度容易過高，在調理時需注意局部肌膚過熱而低溫燙傷的問題。

TIPS：加強身心調理

在芳香療法的使用中，除了經絡與穴點的對應外，反射區的按摩也通常具備極為快速的緩解效果。若是發生落枕問題，我們不只可以直接塗油於落枕不適的區域，也可把上述按摩油塗抹於雙手的無名指與小指，並且充分按摩第二指節位置。若在按摩過程中找到手指上的痛點也可加強深壓，搭配肩頸緩慢轉動，舒緩落枕的不適感。

上班族常見症狀 *8*
宿醉

一夜狂歡，隔天總是宿醉嗎？宿醉是酒精在身體中尚未完全代謝時，對身體帶來的刺激反應。而攝取過量酒精也會導致身體脫水，導致劇烈頭痛、疲倦、畏光，以及暈眩反胃等症狀。處理宿醉問題，可以從「激勵代謝機能」與「為身體補水」2 個方向進行。

塗抹

 ## 激勵代謝機能

調和配方

🌢 胡椒薄荷…5 滴
🌢 永久花…3 滴
🌢 甜橙…2 滴
🌢 甜杏仁油…10 毫升

適用時機

1. 飲酒前塗抹於右側肋骨肌膚，並進行溫敷，加強代謝機能。
2. 飲酒後的宿醉期，也可採同樣的使用方法，強化肝臟代謝酒精的功能。

飲用

 ## 為身體補水

調和配方

🌢 香蜂草純露…10 毫升
🌢 溫熱飲用水…250 毫升

適用時機

1. 飲酒期間，可持續補充添加。
2. 隔天若有宿醉症狀，也可搭配激勵肝臟機能的配方，以同樣的比例調和香蜂草純露。亦可加入馬鞭草酮迷迭香（Rosmarinus officinalis）純露強化解酒功能。馬鞭草酮迷迭香是迷迭香的其中一種品系，成分以馬鞭草酮為主，對於養護肝臟及促進肝臟代謝非常有幫助。

上班族常見症狀 *9*

水腫

長期固定姿勢若搭配缺乏運動的生活型態，便容易造成上班族的水腫問題。除此之外，若腎臟功能較弱、飲食鹽分攝取過高，或經歷女性荷爾蒙的週期變化時，也會發生水腫問題。若水腫狀況嚴重，建議先就醫釐清水腫原因，再搭配芳香療法進行調理。

按摩

 ## 消除水腫

調和配方

- 大西洋雪松…5 滴
- 永久花…3 滴
- 月桂…2 滴
- 甜杏仁油…10 毫升

適用時機

每日按摩於水腫部位。按摩方向建議從末梢開始（如腳掌、手掌），再沿著肢體部位慢慢回到軀幹，幫助多餘體液回流。

搭配配方

- 檀香純露…10 毫升
- 溫熱飲用水…250 毫升

使用方法

每日早晨飲用，激勵身體的排水功能。

TIPS：配方變化

水腫雖然惱人，但大多數狀況都是調整生活方式或飲食後即可獲得顯著改善。然而，若是在生活方式改變與芳香療法的加入後，水腫狀況仍然持續發生，則可觀察其「希望被看見與被照顧」的情緒根源。若水腫個案在日常生活中非常獨立，但在情感關係上沒辦法示弱，因此錯過深入與他人交流的機會，可搭配天竺葵精油（P.121）與其轉念呼吸法，並佐以按摩油輔助，讓身心層面同步流動。

上班族常見症狀 *10*

肥胖

肥胖的成因相當複雜，雖然吃多動少絕對是主因之一，但因壓力極大的現代生活，而導致內分泌失調的肥胖症也屢見不鮮。若在控制飲食與建立運動習慣後，體重仍沒有任何變化，建議可至醫院的減重門診與醫師討論原因，並進行完整的身體檢查，確認是否有內分泌不平衡的狀況。

塗抹
 緊實體型

調和配方
- 大西洋雪松…10 滴
- 永久花…5 滴
- 甜羅勒…5 滴
- 薑…5 滴
- 月桂…3 滴
- 迷迭香…2 滴
- 荷荷芭油…25 毫升
- 瓊崖海棠油…5 毫升

適用時機
每日取適量全身塗抹，也可搭配泡澡，效果更佳。

搭配配方
- 大馬士革玫瑰純露…5 毫升
- 橙花純露…5 毫升
- 溫熱飲用水…250 毫升

使用方法
嘴饞時飲用以調控食慾。

男性特殊症狀之情緒根源
── 中年危機 ──

　　國際上許多芳香療法專家皆為男性，但早期實際投入芳香療法應用的男性仍屬小眾。雖然香氣不分性別，對男性女性都有益，但男性通常在面對香氣時，會以「沒有感覺」、「沒有想法」或是「女性特質太強烈」，而在第一時間拒絕接觸。

　　然而，本單元所列舉的男性特殊症狀，其情緒根源也都跟男性常見的固執或社會壓力有關。雖然近年來性別權益較為平等，針對男性困境也開始出現一些討論聲音，但許多男性從小受到的教育便是「養家活口」、「成家立業」，許多生涯決定也容易以目的與功利做為導向，缺乏與情感連結的機會。

　　因此在步入中年之後，身體機能開始減緩，情緒面也開始出現「中年危機」，急於作出改變與突破。但中年後生活已相對固定，若沒有妥善處理以上情結，便可能造成進一步的情緒問題。

　　幸好隨著世代交替，現在有越來越多的男性願意靠近香氣，甚至學習芳香療法，實際應用在生活當中。我們也期待未來會有更多男性芳療愛好者能夠分享用油的美好，吸引更多男性朋友嘗試芳香療法。

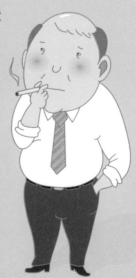

對應性族群常見症狀
· 落髮 · 菸癮 · 性能量疲弱
· 生殖泌尿道發炎

適用精油
檀香純露、香蜂草純露，以及甜馬鬱蘭精油、西伯利亞冷杉精油、岩蘭草精油等。

男性特殊症狀 1

落髮

家族成員中若有髮禿者，基本上步入中年後「童山濯濯」的機率也比較高，芳香療法最多只能做到保健頭皮健康，沒辦法真的讓髮量起死回生。然而現代人因生活壓力大，或者飲食、作息，以及生活型態不均衡，導致非遺傳性的落髮問題越來越嚴重。使用精油保持頭皮健康，並調解壓力，即可有效降低落髮狀況。

按摩

 ## 頭皮護理油

調和配方

💧 迷迭香…5 滴

💧 乳香…3 滴

💧 大西洋雪松…2 滴

💧 荷荷芭油…10 毫升

💧 瓊崖海棠油…10 毫升

適用時機

於洗髮前作為頭皮按摩油使用，並讓按摩油在頭皮上停留 15 ～ 20 分鐘，接著進行一般洗髮程序即可。

按摩

 ## 舒緩壓力

調和配方

💧 迷迭香…1 滴

適用時機

處在過大壓力當中時。

使用方法

滴在手心搓開後，按摩於頭皮肌膚。並可搭配梳頭動作按摩頭皮，舒緩壓力的同時也刺激頭皮血液循環。

注意事項

頭皮敏感者建議稀釋後使用，或以迷迭香純露替代。

噴灑

 ## 頭皮調理

搭配配方

💧 檀香純露…適量

適用時機

洗髮後亦可在頭皮噴灑檀香純露後再將頭髮吹乾。

男性特殊症狀 2
菸癮問題

無論是任何性別皆可能有菸癮問題，但整體而言男性吸菸比例仍大於女性，因此將其列為男性的特殊情況。要戒除菸癮，可先觀察在什麼樣的情況下會想要抽菸（如工作環境中、社交場合），並提前宣告親朋好友並要求配合，杜絕環境中誘因。此外，長期吸菸者的呼吸道功能較為疲弱，因此在協助戒癮的同時，也會加入強健呼吸道用油，來恢復戒菸者的健康。

飲用

 戒癮純露

調和配方
🔵 橙花純露
🔵 檀香純露 ⎫ 共 5 毫升
💧 溫熱飲用水…100 毫升

適用時機
倒入水壺隨時飲用，每日純露總量不超過 30 毫升，持續飲用 40 天。

搭配配方
🔵 橙花純露
🔵 檀香純露 ⎫ 共 5 毫升
🔵 歐洲赤松（Pinus sylvestris）
🔵 香桃木（Myrtus communis）⎫ 共 5 毫升
🔵 溫熱飲用水…250 毫升

使用方法
潔淨呼吸道，並加強戒菸者的意志。

搭配配方
🔵 月桂…1 瓶

使用方法
想抽菸時取出嗅聞，透過清涼氣味重置呼吸道環境，同時提醒自己戒菸的初衷。

男性特殊症狀 3

性能量疲弱

男性在步入中年後，可能因為體力下降、壓力過大、缺乏運動，或者生殖系統血液循環不佳，導致性能量疲弱、早洩，甚至勃起功能障礙。許多男性會礙於面子問題而不敢就醫，反而讓疲弱的狀況愈發嚴重，精神壓力也越來越大，進而引發惡性循環。建議在初步發現性功能可能有障礙時，便立即就醫確認原因，再以芳香療法增添身體動能與親密關係樂趣。

按摩

 增強氣血流動

調和配方

◆ 薑…4 滴

◆ 天竺葵…4 滴

◆ 依蘭…2 滴

◆ 甜杏仁油…10 毫升

適用時機

每日塗抹於下腹、尾椎，並進行生殖器按摩，加強骨盆區域的氣血流動。

搭配配方

◆ 大馬士革玫瑰純露…適量

使用方法

若是因為壓力過大而導致的性能量低落，亦可將此配方在親密互動前噴灑於房間裡，消除情緒上的壓力。

搭配配方

◆ 橄欖油…30 毫升

使用方法

每日口服，強化心血管系統功能外也補充體力。

男性特殊症狀 *4*

生殖泌尿道發炎

男性雖然泌尿道較女性長，生殖泌尿道感染機率較低。但若因清潔習慣不佳，或長期處於焦慮或恐懼狀態當中，也有可能導致反覆發作的尿道發炎，可參考以下配方進行調理。

飲用

 抑制發炎

調和配方

💧 檀香純露…10 毫升

💧 溫熱飲用水…250 毫升

適用時機

每日飲用 3 次。發炎症狀嚴重時，飲用頻率可增加到 5 次。

搭配配方

💧 檀香純露…適量

使用方法

將純露加入噴瓶中，在如廁後噴灑於生殖器上。

搭配配方

💧 檀香純露…30 毫升

💧 溫熱水…1 公升

使用方法

倒入臉盆後，坐入臉盆使陰莖泡入溫熱水中，調理尿道發炎。

搭配配方

💧 橄欖油…30 毫升

使用方法

每日口服，調理發炎問題。

女性特殊症狀之情緒根源
── 活出真實 ──

　　大多數的女性特殊症狀皆與荷爾蒙及婦科有關。我們可將生殖系統視為我們的原生能量中心，而荷爾蒙便是傳遞訊息的物質，幫助我們「活出真實」。

　　然而現代環境當中存在非常多的類荷爾蒙物質，容易讓女性的身心進入混亂狀態；情緒層面上，當代社會仍常見對女性的批判與壓抑，也會讓女性情緒累積在生殖泌尿系統中，造成許多長期的婦科問題。此時，能幫助發展強大自我的香氣，都能拆解置放於女性身上的集體枷鎖，如月桂、天竺葵精油，或者是大馬士革玫瑰純露、檀香純露，皆是非常好的選擇。

　　此外，若對親密關係抗拒，身體也可能用反覆生殖泌尿道感染的方式，來幫助我們名正言順地遠離親密接觸。因此在對症用油之餘，也要直面自身的拒絕與糾結，才能釋放親密關係中的自己，芬芳馥郁的大馬士革玫瑰純露，即是這類女性可隨身攜帶的香氣。

　　孕期對女性來說，是個不亞於青春期與更年期的重要階段，用油當然可以好好輔助孕婦順產，在本單元中，我們也會討論到孕期用油的禁忌與注意事項，幫助準媽媽們在母子均安的前提下，安心使用香氣。

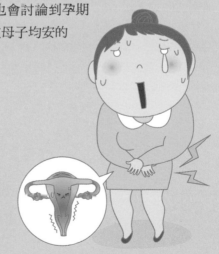

對應女性族群常見症狀
‧生理痛‧經期情緒波動‧寒涼體質
‧膀胱炎與尿道炎‧更年期

適用精油
月桂、天竺葵精油，或者是大馬士革
玫瑰純露、檀香純露等。

女性特殊症狀 1

生理痛

對許多女性來說，生理痛是每個月都必經一次的「悲慘時光」，疼痛主要來自於排除經血時的子宮收縮。嚴重的生理痛可能代表了骨盆腔發炎、子宮內膜異位、腫瘤，以及其他隱性的婦科問題，建議經痛時若伴隨頭痛、嘔吐，甚至無法打理日常起居時，可先就醫檢查，確認沒有其他病症造成生理痛問題。

 口服植物油

調和配方

💧 橄欖油…30 毫升

💧 黑種草油（Nigella sativa）…10 毫升

適用時機

對女性來說，口服植物油能帶來極佳的調理效果，經痛嚴重時每日口服，增進補身之效。

推薦使用

黑種草油口感清爽中帶有香料氣味，是少見冷壓後即含有芳香分子的植物油。黑種草油調理經痛的效果十分優異，建議婦科機能較弱的女性朋友規律口服。

 止痛按摩油

調和配方

💧 真正薰衣草…5 滴

💧 永久花…3 滴

💧 佛手柑…2 滴

💧 甜杏仁油…10 毫升

適用時機

於經痛時按摩於下腹、後腰等位置。

注意事項

若疼痛劇烈，可將配方中的佛手柑替換為龍艾（Artemisia dracunculus）。龍艾抗痙攣的效果極佳，但長期高劑量使用會刺激肝臟，建議可在經痛期間使用即可。

女性特殊症狀 *2*

經期情緒波動

在經期期間，體內荷爾蒙含量會發生劇烈變化，因此許多人的情緒也會跟著受到影響。同一時間若發生乳房脹痛、水腫、消化系統混亂，或睡眠障礙等問題，便是經前症候群。此時可多使用芳香療法，穩定心情之餘也減少經前症候群對日常生活的影響。

口服

 平衡情緒

調和配方

🌢 大馬士革玫瑰純露…5 毫升

🌢 檀香純露…5 毫升

🌢 溫熱飲用水…250 毫升

適用時機

月經來臨前 7 天，1 天至少飲用 3 次。

調和配方

🌢 茶樹…5 滴

🌢 天竺葵…3 滴

🌢 依蘭…2 滴

🌢 玫瑰果油…10 毫升

使用方式

1. 每日按摩於胸口、下腹，以及脊椎兩側肌膚。

2. 若經前情緒起伏過大，亦可隨身攜帶茶樹精油，於情緒來襲時嗅聞。可參考茶樹精油介紹頁面（P. 115），進行團隊合作呼吸法，幫助調理情緒。

TIPS：加強身心調理

由於日常壓力的累積，以及環境中的類荷爾蒙物質，都會影響體內荷爾蒙的平衡。因此，若是經期情緒波動真的非常劇烈的個案，除了用油與飲用純露之外，也非常推薦抽空進行露營、登山，或者是踏青等「森林療癒」，以大自然的力量幫助個案卸除壓力，恢復身心平衡，情緒通常也都能獲得十足的改善。

女性特殊症狀 *3*
寒涼體質調理

在西醫當中並無寒涼體質的說法，但無論是中醫或者是印度阿育吠陀療法，皆有寒涼屬性的概念。寒涼體質呈現出來的症狀包含畏寒、末梢循環不佳、代謝較慢、身體水分易滯留，甚至月經週期也相對較長，經血容易有排不乾淨的狀況。除搭配運動、飲食，以及生活作息的調理，芳香療法也能協助寒涼體質的朋友「暖身」。

按摩

 ## 暖身滋補

調和配方
- 薑…5 滴
- 月桂…3 滴
- 岩蘭草…2 滴
- 荷荷芭油…10 毫升

適用時機
體質寒涼者，可每天進行按摩，強化氣血循環。

使用方式
可將按摩油隔水加熱後，塗抹於胸口、下腹、尾椎，整條手臂與手掌，若有殘油時也可用來按摩腳底。

加強配方
- 薑…5 滴
- 月桂…3 滴
- 黑胡椒…2 滴
- 荷荷芭油…10 毫升

適用時機
適用於體質非常寒涼的女性，黑胡椒（Piper nigrum）精油暖身效果相當好，可快速帶動局部循環、幫助身體排除多餘水分，對消化系統也頗有幫助。

搭配配方
- 橄欖油…30 毫升

使用方式
每日口服，有助滋補體力。

女性特殊症狀 *4*

膀胱炎 /
尿道炎

女性膀胱炎或尿道炎成因非常多,除女性尿道與肛門距離較近,容易受到細菌感染之外,女性憋尿的狀況也比男性普遍。使用配方可參考男性特殊症狀的〈生殖泌尿道感染〉(P.254),也可調配以下配方來平衡發炎問題。

塗抹

 調理發炎

調和配方

💧 佛手柑…1 滴

💧 甜羅勒…1 滴

💧 迷迭香…1 滴

💧 荷荷芭油…15 毫升

適用時機

充分混合之後取出適量塗抹於尿道口與陰道口,感染期間則建議每 2 小時塗抹 1 次。

TIPS:加強身心調理

若是在保持清潔與維持良好排尿習慣過後,女性膀胱炎或尿道炎的狀況仍頻繁發作,我們可以觀察性格是否較為守舊且不喜歡改變?又或者在親密關係當中是否曾受到訓斥,沒辦法誠實面對自己的慾望?這時候可以參考岩玫瑰精油(P.136)與其轉念呼吸法,在情緒層面上幫助其突破框架,不被傳統與過往經驗束縛,活出真實的自己。

女性特殊症狀 5
更年期調理

更年期是女性的第二個青春期，在這段期間會經歷許多荷爾蒙變化導致的生理症狀，如盜汗、熱潮紅、情緒低落或暴躁、肌膚與髮絲變得乾燥，性慾也會跟著降低。由於荷爾蒙之間的相互作用相當複雜，對芳療新手來說，使用香氣來幫助正在經歷更年期的個案維持好心情，便是最佳的陪伴。

塗抹

 ## 更年期情緒

調和配方
- 天竺葵…5 滴
- 甜羅勒…3 滴
- 佛手柑…2 滴
- 甜杏仁油…10 毫升

適用時機
每日塗抹於下腹、後腰，以及尾椎部位。

搭配配方
- 按摩油與大馬士革玫瑰純露 1：3 調和

適用時機
熱潮紅或盜汗時，覺得按摩油過於黏膩。

使用方法
依照瓶器大小調和後，每日睡前將油露噴灑於下腹、後腰及尾椎部位。

搭配配方
- 大馬士革玫瑰純露…5 毫升
- 檀香純露…5 毫升
- 溫熱飲用水…250 毫升

適用時機
每日飲用，讓芬芳香氣引領自己在更年期階段後閃耀重生。

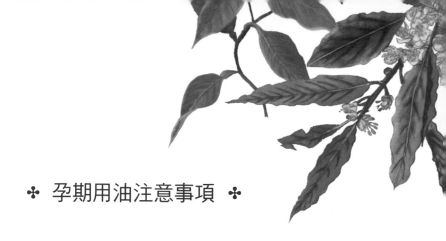

✤ 孕期用油注意事項 ✤

　　雖然本書中介紹到的精油都相對安全，但因為懷孕婦女的狀況較為特殊，若是新手使用時仍建議以純露與植物油為主。

　　若要調和植物油與精油，則建議以「**植物油 10 毫升 + 精油 6 滴**」的比例為最高濃度，調和完的按摩油也建議塗抹於遠離腹部的末梢位置。

　　孕期間若有產生其他問題，想借助芳香療法的協助，或者想使用未在本書中介紹的精油，建議芳療新手們可諮詢專業芳療師的建議。尤其網路上存在非常多的混亂訊息，常常讓愛芳療的媽媽們看得怵目驚心。

　　若對任一處方或單一精油心有疑慮，便直接暫停使用，避免恐慌情緒影響孕期的穩定。

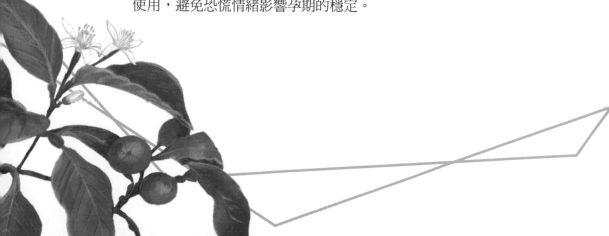

銀髮族特殊症狀之情緒根源
── 自我價值懷疑 ──

　　隨著國人平均壽命增加，**銀髮養護**與**長期照護**成為了整體社會下一個階段的福利發展重點。而在醫療手段慢慢齊備的當下，如何透過香氣幫助銀髮族進行日常保健，同步提升生活品質，也是芳香療法能夠帶來的價值。如今許多醫療機構也會在長期照護中心裡應用芳香療法，來強化被照護者的身心健康。

　　銀髮族階段是過去生活方式的「總驗收」，雖然人體都會自然老化，但年輕時如何使用身體，都會反映在中老年時期的健康。隨著身體的反應與代謝速度變慢，許多長青族群也都會出現逞強不服老的心態。永保年輕的心當然是件好事，但若辦法接受身體的老化，反而過度使用身體，便可能造成更加嚴重的傷害。

　　許多年輕時東征西討的成功人士，年屆退休時反而開始擔心生活失去目的，陷入自我價值懷疑。然而，唯有當生活從動作片慢成紀錄片般的長鏡頭，我們才有餘裕感受生命的美感。因此銀髮族非常適合使用溫潤雋永的香氣來陪伴自己，如：乳香、岩蘭草精油，或者是檀香純露，在緊張、焦慮時擴香或噴灑於空間中。

　　在本單元中，也會介紹到銀髮族用油的注意事項，幫助芳療新手們創造更完整的療癒體驗。

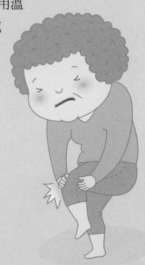

對應銀髮族常見症狀
・思緒退化・關節痠痛・坐骨神經痛
・五十肩・跌傷

適用精油
乳香精油、岩蘭草精油，或者是檀香純露等。

銀髮族特殊症狀 1

預防思緒退化

由於腦部神經退化，或者是長期處於過度勞累的狀況，年長者經常會出現思慮不清或思考速度退化的狀況。此外，若腦部出現病變，也可能誘發更進一步的失智症狀。由於氣味能夠透過嗅覺直接為大腦帶來刺激，因此持續嗅聞精油或在室內擴香，便是一個為大腦持續帶來刺激的好方法。此外，規律口服品質優良的植物油，也能有效維持腦部健康。

擴香

 強化思緒集中力

調和配方
- 迷迭香…5 滴
- 甜橙…3 滴
- 甜馬鬱蘭…2 滴

適用時機
可直接將此配方用於室內擴香，幫助年長者的思緒集中。

搭配配方
- 迷迭香…5 滴
- 甜橙…3 滴
- 甜馬鬱蘭…2 滴
- 甜杏仁油…10 毫升

使用方式
每日塗抹於年長者的胸口與喉嚨部位。

搭配配方
- 橄欖油…30 毫升。

使用方式
每日早晨口服，做好腦部保養，油品使用口感偏苦辣者效果更佳。

銀髮族特殊症狀 2

關節痠痛

偶發性的關節疼痛可能是因為碰撞、受傷，或者是運動過猛所造成。但慢性的關節疼痛，則該考慮是否有姿勢不正、肌力與肌耐力不足，以及痛風、退化性關節炎，或者是類風濕性關節炎的問題。以上問題的成因各有不同，建議先確定關節疼痛主因後進行治療，再以下列配方加強止痛效果。

塗抹
 緩解疼痛

調和配方

💧 月桂…5 滴

💧 薑…3 滴

💧 西伯利亞冷杉…2 滴

💧 瓊崖海棠油…10 毫升

適用時機

1. 當關節疼痛時取適量塗抹於患部，並可搭配周圍區域的按摩來強化止痛效果。

2. 除了類風濕性關節炎與痛風的急性發作之外，其他關節疼痛問題都可以搭配熱敷來緩解局部區域疼痛。

搭配配方

💧 橄欖油…30 毫升

適用時機

每日口服，安撫發炎問題。

銀髮族特殊症狀 3

坐骨神經痛

椎間盤突出、歪斜，或骨刺壓迫到坐骨神經，都可能造成坐骨神經痛，影響日常生活品質。若發現走路時會單腳沒力，或是痠麻感貫穿整條腿部的感受，建議先就醫確認是否有椎間盤變形或是其他原因造成神經壓迫。

塗抹

 緩解疼痛

調和配方

🔸 天竺葵…10 滴　🔸 月桂…7 滴　🔸 胡椒薄荷…5 滴　🔸 甜馬鬱蘭…5 滴

🔸 真正薰衣草…3 滴　🔸 荷荷芭油…20 毫升　🔸 瓊崖海棠油…10 毫升

適用時機

充分混合後塗抹於疼痛部位及後腰區域，每天至少塗抹 2 次，若搭配局部熱敷，效果更佳。

銀髮族特殊症狀 4

五十肩

俗稱五十肩的沾黏性肩關節囊炎，好發於壯年後的生命階段。患者因肩關節發炎導致活動範圍受限，臥躺時翻身也容易產生劇痛，對睡眠以及整體生活品質造成非常大的影響。若在雙手高舉時感覺角度變小，或是維持於特定角度時肩關節疼痛，建議就醫確認，儘早進行治療。日常也可維持溫和運動習慣以預防，此配方主要以止痛為用油方向。

按摩

 止痛

調和配方

🔸 薑…5 滴　🔸 月桂…3 滴

🔸 甜馬鬱蘭…2 滴　🔸 瓊崖海棠油…10 毫升

適用時機

按摩於疼痛部位。

搭配配方

🔸 橄欖油…30 毫升

適用時機

每日口服，緩解身體發炎。

銀髮族特殊症狀 5
跌傷

銀髮族在肌力下降後，若沒有適當訓練，或居家環境較不友善（如樓梯陡峭，或者是浴室無扶手等），則可能會有跌傷的狀況發生。銀髮族跌傷後的恢復期容易造成肌力更加萎縮、活動量下降，同時也會對情緒造成影響。不少長輩也會發展出對跌傷的擔心與恐懼，反而加劇了老化速度。因此在用油上除了緩解跌傷造成的瘀血與疼痛，如何讓對方走出情緒陰霾也非常重要。

塗抹

 止痛化瘀用油

調和配方
- 永久花⋯5 滴
- 薑⋯3 滴
- 迷迭香⋯2 滴
- 甜杏仁油⋯8 毫升
- 瓊崖海棠油⋯2 毫升

適用時機
1. 塗抹於受傷部位。
2. 若跌傷碰撞部位後續出現慢性疼痛問題，也可以用同樣的處方於疼痛處週邊部位按摩，加強排出瘀血力道。

擴香

 勇敢再出發擴香

調和配方
- 西伯利亞冷杉⋯6 毫升
- 月桂⋯3 毫升
- 岩蘭草⋯1 毫升

適用時機
每日於臥室、客廳，以及玄關擴香，幫助長輩建立再次活動的信心，也緩和潛藏的恐懼或焦慮。

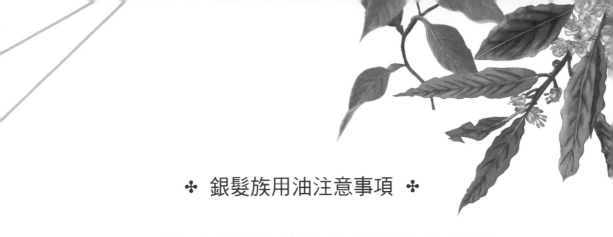

✤ 銀髮族用油注意事項 ✤

　　普遍來說銀髮族在使用精油上並無特別禁忌，唯一需注意的是使用者是否曾罹患肝腎疾病，或者是否正在服藥。

　　曾罹患肝腎疾病者，書中記載的精油劑量建議都先減半（擴香除外），以減少身體負擔。口服純露與植物油則須視個案反應來進行微調。

　　若是正在服用藥物者，則須注意精油效用與藥物之間的相互作用，例如永久花本身的化瘀作用，便可能影響抗凝血藥物的效果，建議使用精油前可先詢問醫師與專業芳療師的意見。

　　另外，銀髮族的肌膚通常較為乾燥，角質層也較厚，若發現用油較難吸收時，我們可用化妝棉沾取大馬士革玫瑰純露在塗油區域先畫圈摩擦，進行輕柔去角質，可增加肌膚對按摩油的吸收力。

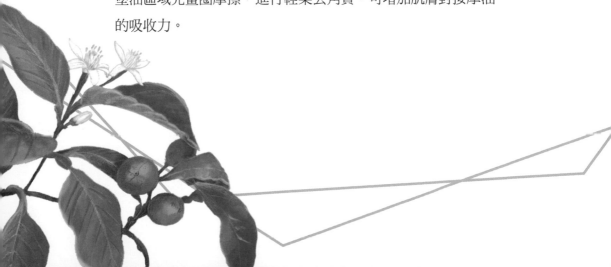

孩童特殊症狀之情緒根源
—— 其他家人的情緒與關係 ——

　　孩子在成長過程中因為免疫系統還在逐步發展，容易罹患各種感染，大小感冒也從不間斷。但通常只要細心照護，症狀很快都會消失。然而若是發現孩子開始出現某些慢性症狀，如：咳嗽、頭暈，呼吸不順等等，除了就醫釐清病因之外，也可觀察家長的教養方式，以及家庭氛圍的影響，甚至家庭成員處理情緒的模式，是否都已影響到孩子的情緒。

　　若觀察到學齡前孩子已出現特定情緒問題，那麼本單元中列舉的調理配方都建議全家一起使用，整體調和家庭成員的情緒狀態。在孩童開始上學後，可能開始受到環境與同儕之間的壓力，用油則可以改為隨身攜帶為主，例如使用精油項鍊及精油磁扣隨時擴香。

　　活動力特別強的孩子則可以在每日 1 公升的飲用水中，加入 30 毫升純露讓孩子帶至教室飲用。橙花純露與羅馬洋甘菊純露是適合孩童的選擇。
孩童因為年紀較小，每個階段對精油的耐受度不一樣，一般來說會區分為 3 歲以下嬰幼兒，3 ～ 6 歲的學齡前兒童，6 ～ 12 歲的學齡兒童 3 個階段。以下配方也會明確標示不同年齡區間適用的精油濃度。其餘兒童用油應注意之事項，請見 P. 276。

對應孩童常見症狀
· 寶寶夜啼 · 注意力渙散 · 尿布疹
· 蚊蟲叮咬 · 病毒感染 · 長牙疼痛
· 中耳炎 · 擦傷與跌倒

適用精油
澳洲尤加利精油、橙花純露、羅馬洋甘菊純露等。

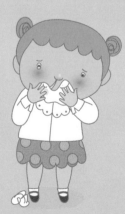

孩童特殊症狀 1

寶寶夜啼

嬰兒的睡眠時間較長，生理時鐘與成人截然不同，嬰兒又只能用哭泣表達需求，因此夜啼在嬰幼兒照護過程中經常發生，通常隨著生理時鐘穩定下來，或者照護者對孩子狀況的掌握度提高，狀況便會在1歲以前緩解。但若孩子在1歲半過後仍經常半夜驚醒哭泣，便可能是焦慮或恐懼情緒引起。在使用芳香療法之餘，家長也可檢視親子間的互動方式，盡量避免用恐嚇、引發孩子匱乏，或者用驚嚇與欺騙的方式與孩子互動。

擴香
 安定心神

調和配方

💧 乳香…5 毫升

💧 天竺葵…3 毫升

💧 岩蘭草…2 毫升

適用時機

充分混合後，每日睡前在小孩房擴香。

搭配配方

💧 羅馬洋甘菊純露…適量

使用方式

孩子夜啼時，可在手中噴灑羅馬洋甘菊純露，並將手掌貼敷在孩子胸口，利用體溫與香氣給予孩子安定感。

TIPS：加強身心調理

若寶寶的主要照顧者也因育嬰生活的巨大變動而情緒能量受到影響，便有機會與寶寶相互共振，讓敏感的孩子也接收到集體的焦慮。因此本篇提到的處方，不只可以應用在孩子身上，主要照顧者甚至全家人都可以一起使用，整體性地來調整家庭成員的狀態，提供寶寶一個穩定成長的環境。

孩童特殊症狀 2

注意力渙散

現代生活的聲光誘惑很多,若是孩子從小使用 3C 產品,或在專注進行某項任務時常被照護者打斷(如專心讀書時被家長用手機拍照,還被家長要求看鏡頭),那就可能養成分心習慣,專注力也相對渙散。

此外,注意力不足過動症也在孩童群體中越來越常見,然而是否患有過動症須專業醫師評估,不宜自行判斷。使用精油擴香於孩童房或一起進行呼吸練習,都有助於孩子集中注意力,可與正規治療與評估搭配應用。

擴香
 集中注意力

調和配方

💧 甜橙…5 毫升

💧 迷迭香…3 毫升

💧 西伯利亞冷杉…2 毫升

適用時機

製成 10 毫升的複方精油後,每日早晨可在孩童房擴香,並邀請孩子一起邊嗅聞複方氣味,一邊進行 10 個深呼吸。孩童上學前也可將複方精油滴入精油項鍊中,讓孩子隨身佩戴。

搭配配方

💧 調和配方精油…100 滴

💧 酒精…100 毫升

適用時機

每日規律噴灑於孩子可能活動的客廳、餐廳等等。

孩童特殊症狀 *3*

擦傷、跌倒

電量驚人的孩子，在玩耍時擦傷或跌倒是家常便飯，只需細心護理傷口，隔天孩子就又是一尾活龍。然而孩子跌倒頻率若是過高，或是發現走路時雙腳步伐力道不平衡，甚至常伴隨頭暈或頭痛的症狀，則建議就醫檢查是否有平衡功能或者腦部方面的問題。

傷口止血與傷口再生的配方，可參考 P.234。岩玫瑰用來為孩子止血時無需稀釋，但傷口再生配方則須根據孩子年齡做出調整，為應用方便，配方與劑量列出如下：

3 歲以下→精油劑量減為 1/4
3 ～ 6 歲→精油劑量減為 1/2
6 ～ 12 歲→可使用本來劑量的 3/4
12 歲以上青少年→使用上與成人劑量相同。

 塗抹

促進傷口修護

調和配方
- 岩玫瑰…5 滴　- 乳香…3 滴
- 永久花…2 滴
- 玫瑰果油…5 毫升
- 瓊崖海棠油…5 毫升

適用時機
每 2 小時塗抹於傷口周圍 1 次，可協助傷口癒合。

注意事項
另外也可於塗油後於傷口部位噴灑大馬士革玫瑰純露，噴灑純露後切勿用紗布覆蓋，建議讓其自然風乾。

孩童特殊症狀 *4*

尿布疹

嬰兒的皮膚較薄，若長期被尿布包覆，甚至受到糞便與尿液沾染時，便容易發紅起疹，嚴重時甚至會腫脹疼痛。純露是治療尿布疹的最佳選擇，因純露主要成份為有機酸，能幫助肌膚回到健康的弱酸性。有機酸分子也能幫助消炎，微量芳香分子也不必擔心對孩子造成危害。

濕敷

 肌膚舒緩

調和配方
- 大馬士革玫瑰純露
- 橙花純露
- 羅馬洋甘菊純露

適用時機
以上，以 1:1:1 等比例調和
1. 在更換尿布時以化妝棉沾溼，用來輕拍尿布疹患處。
2. 可用噴瓶噴灑局部，等待純露乾燥後再換上新的尿布。

搭配配方
- 調和配方純露
- 玫瑰果油

使用方法
根據瓶器大小，將純露和玫瑰果油以 3:1 比例調和後裝入噴瓶，替換尿布時噴灑局部，並輕柔將其推開，可更有效調理起疹不適。

孩童特殊症狀 *5*
蚊蟲叮咬

皮白肉嫩的孩子，由於體溫較高，更容易受到蚊蟲的叮咬。建議戶外活動時盡量穿著長褲長袖，預防蚊蟲叮咬。此外也可參考肌膚問題單元的〈肌膚搔癢〉（P.226）條目，並降低精油比例，調製適合孩子用的止癢油。

塗抹
 消除紅腫

調和配方

🔹茶樹…2 滴　🔹胡椒薄荷…2 滴　🔹真正薰衣草…1 滴　💧荷荷芭油…10 毫升

適用時機

1. 隨身攜帶，若遇蚊蟲叮咬紅腫問題，可取出適量局部塗抹（此配方僅止癢、不防蚊）。
2. 亦可隨身攜帶胡椒薄荷純露，其氣味清涼，能降低肌膚紅腫不適感，也很適合在夏季進行戶外活動時用來降溫。

孩童特殊症狀 *6*
病毒感染

孩童的免疫系統尚未發展完成，容易受到細菌或病毒感染。尤其在季節轉換時節或者是開學季，若是沒有做好防護，便可能感染不斷，導致一人感冒，全家中標的戲碼不斷上演。因此建議在季節轉換時節，可為孩子準備好隨身抗病毒酒精噴霧，基礎防護再加上精油護持，全家都能更安心。

消毒
 消毒噴霧

調和配方

🔹桉油醇樟…10 滴　🔹茶樹…10 滴
🔹天竺葵…5 滴　🔹乳香…5 滴
💧75% 藥用酒精…30 毫升

適用時機

1. 裝入隨身噴瓶，讓孩子隨身攜帶使用。
2. 作為居家潔淨消毒噴霧，用來擦拭門把、遙控器、電腦鍵盤等手部經常觸碰的地方，斷絕病毒傳染鏈。

孩童特殊症狀 *7*

長牙疼痛

嬰幼兒長牙期間,可能會經歷牙床腫脹疼痛或者是唾液過度分泌的問題。長牙疼痛不只讓孩子不適,也會影響到進食。這段期間照護者可以取出乾淨紗布包裹在手指上後,以手指幫助孩子按摩牙床,緩和疼痛感。紗布上也可沾取少量純露,安撫牙床發炎問題。

 按摩

抑制疼痛

調和配方

💧 橙花純露

💧 羅馬洋甘菊純露

適用時機

以等比例調和後:

1. 以手指沾取適量後,按摩嬰兒牙床。

2. 哺乳媽媽可以在餵母奶前,將前述複方純露噴灑於乳頭上,幫助孩子攝取純露。

搭配配方

💧 調和配方純露…5 毫升

💧 配方奶…依平時慣用毫升

使用方法

將上述複方純露 5 毫升加入配方奶中,幫助孩子鎮定。

TIPS：配方變化

按摩牙床時,若純露流動性太高不好沾取,也可選擇在純露中加入少量橄欖油。橄欖油具備消炎效果,搭配純露沾取按摩可幫助止痛。唯一需要注意口服等級的橄欖油通常苦味或辣味較強,可能會受到口腔較為敏感的嬰兒排斥,建議正式使用前可在口腔小範圍進行測試。

孩童特殊症狀 *8*

中耳炎

由於孩子的耳鼻喉的各種管道尚未發育完成，彼此的距離又很接近，因此在感冒過後，若有殘留鼻涕或痰液流入耳道中，便可能引發中耳炎，導致耳朵積液流出、發燒、耳朵局部疼痛等等症狀。若經醫生診斷後確認為中耳炎，我們可用以下配方輔助緩解不適。

塗抹

 ## 舒緩不適

調和配方

💧 胡椒薄荷…1 滴

💧 迷迭香…1 滴

💧 甜馬鬱蘭…1 滴

💧 澳洲尤加利…1 滴

💧 荷荷芭油…10 毫升

適用時機

塗抹於兒童的外耳及耳廓。

注意事項

新手使用千萬不可將按摩油直接倒入耳中，避免操作不慎導致感染，以及不適感加劇。

搭配配方

💧 橙花純露…適量

適用時機

孩子在感染期間情緒變得焦躁不安，可將橙花純露裝入噴瓶，不定時噴灑於空間。

搭配配方

💧 橙花純露…10 毫升

💧 溫熱飲用水…300 毫升

使用方法

飲用，建議分次喝完，以平定孩子的起伏情緒。

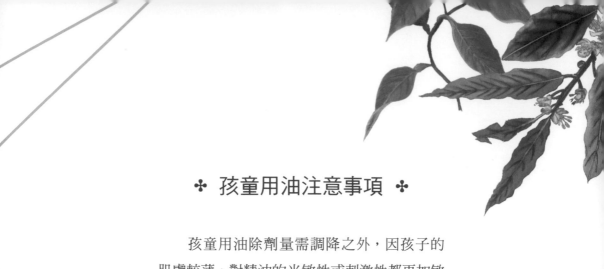

✣ 孩童用油注意事項 ✣

　　孩童用油除劑量需調降之外，因孩子的肌膚較薄，對精油的光敏性或刺激性都更加敏感，因此在使用甜橙、佛手柑等柑橘類果皮精油，或者略帶肌膚刺激性的天竺葵精油時，需把劑量調得更低，並且在大範圍塗抹前先進行局部測試，才能避免肌膚不適。

　　此外，某些特定精油在不當使用時會造成肝毒性或神經毒性，若要使用本書未介紹的其他精油，除了諮詢專業芳療師以外，也建議參考其他進階芳療書籍，並進一步了解精油的芳香分子作用與身體代謝機轉，才能安心使用。相對的，若在不了解精油安全性的狀況之下，建議都先以擴香方式應用於孩子身上，或改用純露替代，降低用油風險。

情緒困擾根源
── 沒有時間平衡的內在 ──

　　情緒問題的成因複雜，通常和個人原生家庭、生命經驗、伴侶關係，以及人際互動有關。除此之外，個人價值是否可以獲得認可與彰顯，也會影響我們的情緒狀態。因此，探索情緒根源需要非常深刻的自我覺察，以及對自我探討的耐心，才不會陷溺於有毒雞湯或者受困於主流價值之中。

　　另外如憂鬱症、躁鬱症，或者其他精神疾病，也可能會導致長期情緒困擾發生。如果觀察自己的困擾持續時間較長，建議可尋求專業諮商師或者醫師的協助。

　　由於香氣能夠透過嗅覺神經傳遞，直接與控制情緒與記憶的腦區連結，因此香氣可說是調理情緒的關鍵。除了在前面的各系統與各族群疾病所列出的情緒根源，本單元也討論 8 種常見的情緒困擾，希望透過香氣為生活中的情緒糾結帶來轉化的可能。

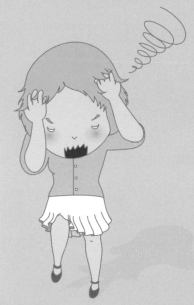

對應情緒症狀

‧失眠‧壓力‧缺乏生活熱情
‧焦慮不安‧憂鬱低潮‧時差調整
‧受害者情結‧自律神經失調
‧厭世無力感

適用精油

真正薰衣草精油、天竺葵精油、佛手柑精油，以及岩蘭草精油等。

情緒困擾常見症狀 *1*

失眠

失眠問題原因很多，但通常跟壓力大導致精神過度亢奮有關。除此之外，運動量不足與肩頸部位緊繃，也可能導致失眠問題，因此按摩與伸展也是受到失眠所苦的朋友們每日都需進行的基本功。

可以用下列配方，搭配肩頸按摩手法（P.87、P.92），來幫助自己進入夜夜好夢的放鬆狀態。倘若連續失眠數日，導致精神不濟、頭昏腦脹，甚至出現心悸胸悶等問題，建議可諮詢各大醫療院所的睡眠門診，檢測失眠的主要原因。

擴香

 助眠擴香

調和配方

💧 真正薰衣草⋯5 毫升
💧 佛手柑⋯2 毫升
💧 岩蘭草⋯2 毫升
💧 依蘭⋯1 毫升

適用時機

製成 10 毫升複方精油後，每日睡前於臥室裡擴香。

按摩

 減壓按摩油

調和配方

💧 真正薰衣草⋯5 滴
💧 甜馬鬱蘭⋯2 滴
💧 岩蘭草⋯2 滴
💧 依蘭⋯1 滴
💧 甜杏仁油⋯10 毫升

適用時機

每日按摩肩頸部位。按摩完以後搭配伸展，並深化自己的呼吸。

情緒困擾常見症狀 *2*
缺乏生活熱情

無論是上班族、全職媽媽,或者是扮演任一種生活角色,只要是過著日復一日的生活,就容易讓人落入齒輪般的生活型態,時間久了也常「開始懷疑人生」,希望能重新找到其他熱情與目標。然而生活中常有各種限制,如家庭、工作、經濟條件,或者是家庭成員的要求,讓自己沒有辦法跨出自我探索的那一步。

因此本配方的重點在於幫助那些覺得自己被困住的人,跨出改變的第一步,只要看見新的風景,生活中的熱情自然源源不絕。

塗抹

 點燃熱情

調和配方
- 甜橙…5 滴
- 天竺葵…2 滴
- 佛手柑…2 滴
- 依蘭…1 滴
- 荷荷芭油…10 毫升

適用時機

1. 每日早中晚取出適量塗抹於胸口位置。接著花 5 分鐘的時間閉目養神,持續把意識放在精油香氣上,在腦海中描繪想做的事。5 分鐘過後則用手機或紙筆簡單記下腦海畫面細節,並同時仔細描繪達到那個目標的作法與步驟。

2. 在覺得日常瑣碎無聊時,也可取出適量塗抹於手腕內側及耳後肌膚。使用本配方後需避免照射陽光,避免精油光敏性造成肌膚色素沉澱。

情緒困擾常見症狀 3
焦慮不安

焦慮不安是相當常見的情緒反應，是面臨巨大挑戰時，身體調度集中力的本能。短期的焦慮能讓我們把注意力放在重要事物上，專心致志地完成任務。但若長期處於焦慮狀態，可能引發失眠、慢性疲勞，或者是注意力反而無法集中的問題。因此在每次的任務後如何「卸除焦慮」，便是非常重要的練習。

按摩

 卸除焦慮

調和配方
- 天竺葵…5 滴
- 甜馬鬱蘭…3 滴
- 真正薰衣草…2 滴
- 甜杏仁油…10 毫升

適用時機
每當完成重大任務後，便將按摩油塗敷於胸口、肩頸，以及腹部，稍做按摩後把雙手交疊至於胸前，告訴身體：「這件任務已經結束，謝謝你。」讓身心得以脫離反覆焦慮，回到舒適的放鬆狀態。

TIPS：加強身心調理

配方當中的精油也可以等比例調和後，用於室內擴香，安撫不安的情緒。此外，若有機會泡澡或進行足浴，亦是舒緩焦慮的良方。我們可以將此上述配方全身塗抹後泡澡，在受到溫熱水與香氣的共同滋養時，搭配 7-11 呼吸法，讓焦慮在呼吸吐納間化為過眼雲煙。

情緒困擾常見症狀 4
憂鬱低潮

憂鬱情緒通常與悲傷有關，是面對失去卻很難放下的心靈狀態。而在生命中也難免因短期的挫折或失敗，而陷入低潮期。當面臨憂鬱與低潮時，如何在與情緒共處的同時，相信「明天會更好」，即是非常重要的情緒調理練習。另外須注意，憂鬱症與憂鬱情緒不同，若長期受到憂鬱情緒所苦，建議就醫諮詢醫師評估後，再以芳香療法輔助調理憂鬱情緒。

塗抹

 撥雲見日

調和配方
- 西伯利亞冷杉…6 滴
- 佛手柑…3 滴
- 乳香…1 滴
- 甜杏仁油…10 毫升

適用時機
1. 在憂鬱情緒滿溢時塗抹於胸口、下腹，手臂內側肌膚，以及膝蓋部位。
2. 亦可裝入滾珠或拍瓶中隨身攜帶，在感覺到情緒低落時取適量塗抹於胸口。由於配方中含有佛手柑精油，使用後需避免陽光直接曝曬。

搭配配方
- 橙花純露…10 毫升
- 溫熱飲用水…250 毫升

使用方法
每日飲用 3 次，可以放鬆身心且調理低迷情緒。

情緒困擾常見症狀 5

受害者情結

受害者情結即是因長期受到迫害，或在人際關係當中處於較為弱勢的位置，便經常把自己認為是「受害者」，認為自己受到周遭環境迫害或輕視，也容易把他人的言行舉止往有敵意的方向詮釋。

攻擊性較強的受害者情結則是會用情緒勒索，要求關係中的其他人必須依照自己的意志來行動。比如年長者常說：「沒有關係啊，我就孤單老人，小孩都把家裡當旅館啊！」，這句話背後其實傳達出了希望孩子多多陪伴的需求，但卻以受害者角度發言，容易影響關係品質。因此，針對受害者情結的用油即是以「增強自信」與「化解攻擊性」2 個方向來設計。

按摩

 強化自信及耐心

調和配方
- 月桂…5 滴
- 真正薰衣草…3 滴
- 佛手柑…2 滴
- 甜杏仁油…10 毫升

適用時機
在深陷受害者情結時，將按摩油塗抹於腹部進行順時針按摩。

搭配配方
- 大馬士革玫瑰純露…10 毫升
- 溫熱飲用水…250 毫升

使用方法
每天飲用 3 次，強化自信的同時也增加個案對他人觀點的耐受度。

情緒困擾常見症狀 *6*

時差調整

國際旅行時若跨越不同時區，便可能產生時差。時差的症狀包含失眠、頭暈、體力不振，記憶模糊，或者食慾不振，經常影響旅遊的興致。建議召喚具有陽光能量的柑橘類果皮香氣，來幫助我們調整生理時鐘。到異地旅行時也建議做好防曬後多曬太陽，赤腳踩踏泥土地面，也對於調理時差有幫助。

出國旅遊前，也建議準備佛手柑或甜橙精油。若經歷時差時可隨時取出精油嗅聞。

按摩

 調整時差

調和配方

💧 佛手柑或甜橙…5 滴

💧 甜杏仁油…5 毫升

適用時機

於晚間沐浴前，將配方調和後，進行頭皮按摩，靜置 15 分鐘後再依正常清潔程序洗去髮絲與頭皮上的油脂。

建議事項

本配方中的柑橘類果皮精油也可用葡萄柚（Citrus paradisi）精油取代。葡萄柚帶有一絲苦味，但調理時差的效果極好，也適合用來養肝與消除脂肪，適合作為進階柑橘類果皮用油。

情緒困擾常見症狀 7

自律神經失調

自律神經包含讓身體亢奮的交感神經系統，以及幫助身體放鬆的副交感神經系統，兩者相互作用之下，掌管了全身的許多重要機能。比如呼吸、心跳、排汗、體溫等調控，自律神經均扮演了相當重要的平衡角色，讓我們的身心能夠更加呼應外在環境，做出適當的反應。

然而現代人因為生活壓力大，或長期生活作息不佳，造成自律神經失調，引發各式各樣的身心症狀，長期也會可能造成慢性疾病產生，必須持續調理，幫助身體恢復能屈能伸的平衡狀態。

按摩

 平衡自律神經

調和配方

💧月桂…5 滴
💧甜馬鬱蘭…3 滴
💧真正薰衣草…2 滴
💧荷荷芭油…10 毫升

適用時機

1. 每日按摩於脊椎兩側，並進行按摩。
2. 按摩結束後亦可搭配整個背部的熱敷，帶來放鬆效果的同時，也增進芳香分子吸收速度與強化療癒作用。

情緒困擾常見症狀 *8*
厭世無力感

厭世無力感的原因很多,可能來自集體的成就焦慮,卻發現自己的所做所為無法企及對成功的想像;又或者是即便理解外在環境有許多缺陷,卻沒有資源或力氣做出任何改變時,便極有可能進入所謂的厭世狀態。

強烈的厭世與無力感將會磨損我們的行動力,帶來倦怠、疲憊,以及「心累感」,可搭配幫助我們緩解疲憊狀態,並提供我們探索世界的用油。看見世界的美好,就會有力氣可以接近它,厭世感也會逐漸消退。

擴香

揮別厭世感

調和配方
💧 乳香…4 毫升
💧 天竺葵…3 毫升
💧 佛手柑…2 毫升
💧 依蘭…1 毫升

適用時機
製成 10 毫升複方精油後,每日在空間中擴香,擊退厭世感受。

搭配配方
💧 乳香…4 滴
💧 天竺葵…3 滴
💧 佛手柑…2 滴
💧 依蘭…1 滴
💧 荷荷芭油…10 毫升

使用方法
每日塗抹於胸口位置,並取保暖敷包熱敷胸口,加速精油吸收。

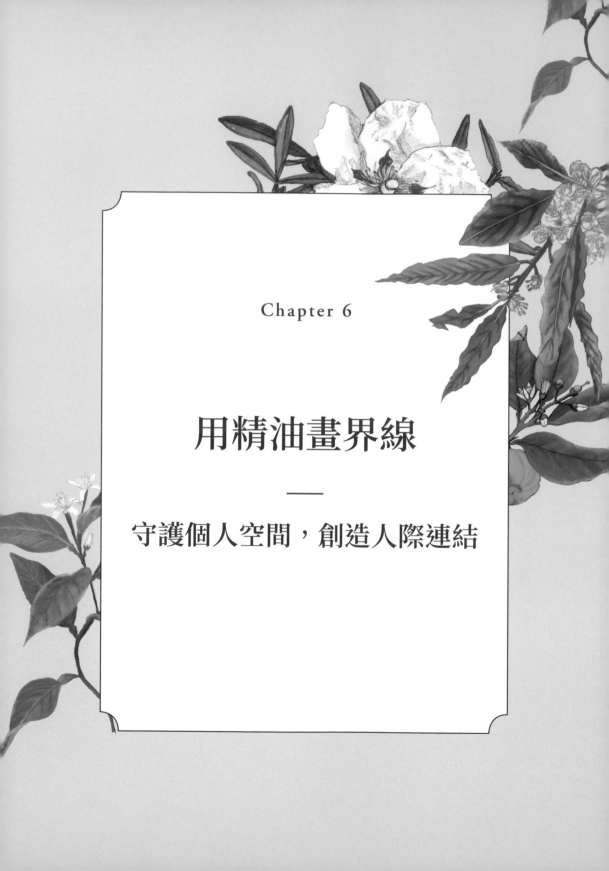

Chapter 6

用精油畫界線

——

守護個人空間，創造人際連結

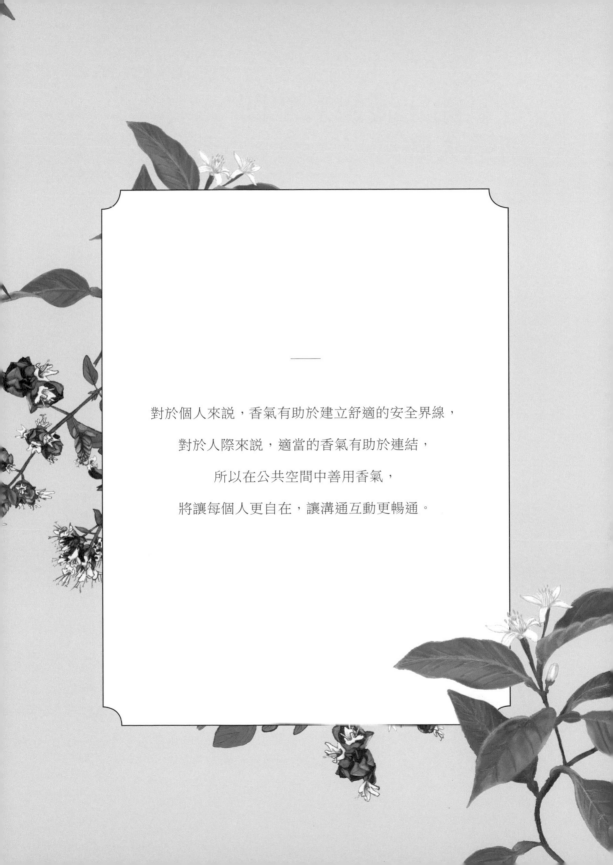

對於個人來說，香氣有助於建立舒適的安全界線，

對於人際來說，適當的香氣有助於連結，

所以在公共空間中善用香氣，

將讓每個人更自在，讓溝通互動更暢通。

香氣能守護個人空間、創造人際連結

透過香氣改善空間氛圍，不只營造好心情，也能讓我們更專注在當下的情境裡。

　　精油中的芳香分子很微小且輕盈，可以快速飄散到空間各角落，而且不同精油的香氣特色很鮮明，彷彿能把各種香氣當做畫筆來揮灑，為不同空間轉換適切氛圍，同時也清楚畫下空間界線，讓人穿梭其中更快速轉換心境。

　　對於個人來說，香氣有助於將每人最舒適的安全界線，由體表往外拓展一段距離，彷彿在人周圍附加一層香氣保護罩，讓自己不易受到其他紛亂能量所影響。對於人際來說，適當的香氣有助於連結，而且強化正面交流、降低負面干擾。所以在公共空間中善用香氣，將讓每個人更自在，讓互動更暢通。

　　空間的香氣選擇很多元，下列提供幾種方向。

1 **加乘效果** | 由空間使用者最喜歡的香氣類型中，挑選幾種精油輪流替換使用。因為人們被喜歡的香氣所圍繞，心情就會愉悅喜樂，便能激發更多正面能量在空間中，所以這種用油方向是屬於加乘性作用。

2 互補效果

就像風水師建議「缺什麼就補什麼」，芳療師則是用香氣來調理身心狀態。前提是要先對空間使用者的身心能客觀且深入的了解。例如：爸爸在退休後常提不起勁、總喊關節疼，可在他起居室用上薑精油，增添火元素能量帶來活力；媽媽最近常擔心年華已過、魅力不在，可在她最常待的臥室用上依蘭精油，提升水元素能量幫助媽媽展現迷人風采。

又比如哥哥每逢考試前幾天就鼻塞、擔心唸不完書，可在他書桌用上具備風元素能量的迷迭香精油，提升思緒速度。最後是最近瘋狂追劇、日夜顛倒的妹妹，不妨借助岩蘭草精油的土元素能量，讓妹妹從「雲端情人」狀態回到人間。簡單來說，精油的互補效果就是讓人們脫離極端狀態，把過度外放或內縮的身心狀態帶回「中庸之道」。

3 催化效果

前面 2 種是從身心狀態來選油，一是選他所愛，另一是選他所缺。而催化效果呢？建議先以各個空間的屬性為參考依據，再來調製適合香氣，可協助人們在進入該空間時更快切換到最佳狀態。

例如：書房可用有助專注的精油，強化理解與吸收；神明廳或祈禱室可用神聖的香氣，讓人升起崇敬之心。以下對各種空間的香氣建議，多半是依照此原則。

※ 本書配方僅供參考，若症狀嚴重，請尋求醫生幫助。
※ 本書配方依據個人體質不同，會產生不同反應，建議初次使用者，可以先沾取少量塗抹於手臂內側，確認無過敏反應後再進行大面積塗抹，若使用後有任何不適，請盡快諮詢醫生。

居住空間

　　家，是每個人用來休息與充電的場域，也是跟伴侶、家人維繫著親密關係，並且是朋友來訪時和睦連結的空間。居家環境特別適合用香氣來調理身心，因為每人一天中平均有 1/3 ～ 1/2 的時間是在家裡，潛移默化的效果最好。我們可以根據不同小空間的需求，來挑選適合的香氣。

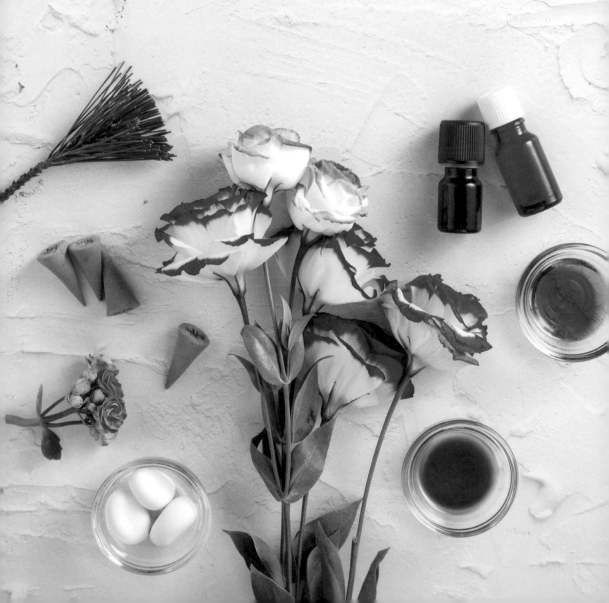

玄關

玄關是室外與屋內的緩衝區，也是阻隔外面紛亂能量，為居家畫下安全結界的最佳地點。全家人的鞋櫃也經常置於玄關，是悶濕臭味來源之一。我們也經常在玄關放置出門必備卻容易忘記的東西，如：鑰匙、雨具、安全帽。所以搭配的香氣須能淨化空間、保持空氣清新，並且激發我們的記憶力。

擴香
 「好風水」
___

🜄 甜橙…4 滴　🜄 桉油醇迷迭香…2 滴
🜄 乳香…1 滴

客廳

客廳的「客」字，點出了這裡是訪客最常活動的公共空間，也是家人們一起看電視、一同歡笑的場域。所以適合搭配能創造好人緣、促進溝通交流，並幫助我們享受當下的香氣。

擴香
 「好人緣」
___

🜄 佛手柑…3 滴　🜄 天竺葵…2 滴
🜄 甜馬鬱蘭…1 滴

化妝室 / 浴廁

浴廁又名化妝室，透露出命名者所賦予的巧妙寓意。這空間除了讓人們排除不要之物，盥洗後煥然一新之外，還用來梳妝打扮、形塑出良好的外在形象。所以搭配的香氣，要能引出人們最佳風範，並增強自信心。

噴灑
 「轉化形象」
___

🜄 月桂…3 滴　🜄 大西洋雪松…2 滴
🜄 薑…1 滴　💧 酒精…9 毫升

使用方法
調成香水噴霧，噴灑在手腕及頸部等脈搏跳動處。

注意事項
對酒精敏感的人，則可噴在袖口或衣領等位置。

臥室

臥室是睡覺休息的空間，也是與自我對話、與伴侶維持親密關係的場域。選擇香氣時除可多用彼此偏愛的氣味外，也適合用能帶來放鬆與親密感的精油。

擴香
 「好放鬆」

- 真正薰衣草…3 滴
- 大西洋雪松…1 滴

擴香
「真親密」

- 甜橙…5 滴
- 依蘭…3 滴
- 岩蘭草…2 滴

按摩
「真親密」按摩油

- 甜橙…5 滴
- 依蘭…3 滴
- 岩蘭草…2 滴
- 甜杏仁油…10 毫升

使用方法

有伴同寢者可彼此互相按摩以增進親密感，單人入眠者可自我按摩以強化內在連結。

注意事項

因甜橙具光敏性，按摩部位於 4 小時內避免陽光直曬。

儲物間 / 衣物櫃

這些空間是家中最容易被人遺忘的地方，甚至一年間打開透氣不到幾次，不只容易感到有悶味，或可能發現其中一角被小蟲占領。因此在儲物間或衣物櫃中，除濕防蟲的工作必不可少，適合搭配的香氣也具有如此特質，能帶來光亮潔淨的氛圍。

擴香
 「不悶味」

- 西伯利亞冷杉…3 滴
- 大西洋雪松…2 滴
- 茶樹…2 滴

使用方法

在小布袋中塞些棉花，將配方滴上，然後放入櫃間，並定期補充精油，做擴香使用。

小孩房 / 遊戲間

玩，看似簡單其實不易。要先有好奇的心，才能把老掉牙的遊戲玩出新意。家長也要懂得關照群體，對不同年齡與性格的孩子，給予合適的引導，讓大家都能參與。孩子當然必須擁有歡樂的心，但情緒別過於激動，而且要有面對挫折的勇氣，玩輸了也不賭氣，這樣大家才都可以樂在其中。因此，最適合搭配的是呼應孩子般天真能量，且作用溫和的純露。

噴灑
「玩味享樂」

💧 橙花純露　💧 羅馬洋甘菊純露

使用方法

比例可依孩子喜好調配，裝入噴瓶中，適時噴灑在遊戲空間裡，打造天真氛圍。對於那些容易玩過頭或「人來瘋」類型的孩子，也可在遊戲結束後，把純露噴灑於孩子的頸部及手部，幫助孩子鎮靜。

廚房

烹飪的場所已經五味雜陳了，所以並不需要再增添香氣。然而廚房也是「上刀山、下油鍋」的危險場域，因此可以放些急救純露，在遇到料理意外時可以馬上噴灑，用來消炎止痛、清洗傷口。另外，爐火令人燥熱，適時噴純露在身上也可以降溫、鎮靜。

噴灑
「廚房好用露」

💧 香蜂草純露　💧 羅馬洋甘菊純露

使用方法

比例可依個人喜好調配，裝入噴瓶中備用。
另外，岩玫瑰、薑、胡椒薄荷，以及真正薰衣草等幾款救急型的精油，也可以放在明顯容易拿取的地方，各種精油使用方式可參照 Chapter 4 精油介紹篇章。

陽台 / 窗戶

都市房宅經常是高樓大廈的型態，陽台與窗戶雖然仍是另一道對外的結界，但也可能是家中唯一與外界環境有連結的通道，更通常是最透光、通風的地方。此空間很適合用來栽種植物、洗衣晾曬、吹風小憩，以及伸展肢體，而搭配的香氣便是綠色清新的香調，在城市中也能營造自然氛圍。

擴香
「窗外小時光」

♦ 澳洲尤加利…3 滴
♦ 甜羅勒…2 滴
♦ 岩蘭草…1 滴

使用方法

在靠近陽台或窗戶的室內擴香。即使窗戶不便打開，依然有助於與大自然能量產生連結。

書房

這裡常是家中最安靜的空間，專屬於閱讀、沉思、在家辦公，因此適合搭配的香氣是要讓人集中專注、沉澱心緒，甚至有凝鍊時空的感覺。倘若家中沒有規劃出獨立的書房空間，而是將書櫃放在客廳或各自房間裡，那麼人在哪裡閱讀便可沿用此配方。

擴香
「品書香」

♦ 桉油醇迷迭香…4 滴
♦ 天竺葵…2 滴
♦ 大西洋雪松…1 滴

使用方法

用來擴香。但考量到書房中的陳設，不建議使用帶有明火或增加水氣的薰香工具。

　　最後要說明一點，雖然以上居家空間被細分成許多小型場域，但不需要「同時間」於每空間都擴香各自配方，那樣不只實際操作起來太過繁瑣，效果還未必加乘。只要配合人們的活動時程，或根據當下需求，進行相關空間的擴香即可。

工作空間

　　公司或工作場所，是實現事業成就感、又能獲得金錢收入的重要空間，也是施展團隊合作的場域。

　　因此以下選用的香氣，將有助於溝通交流、連結人際，促進團隊成員和諧合作。

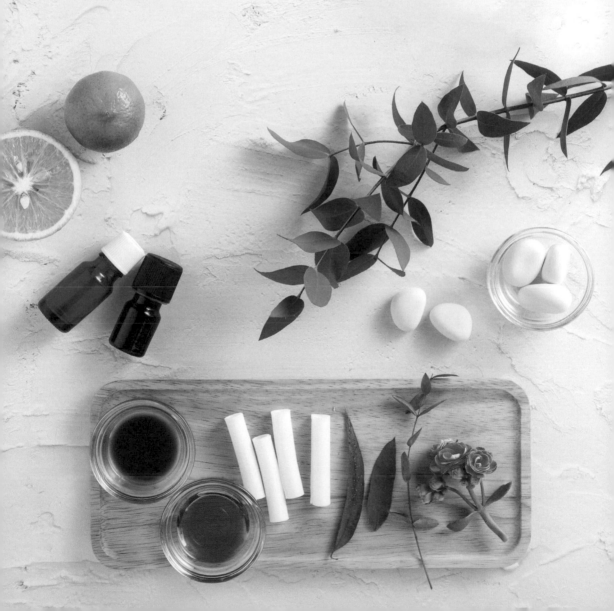

辦公室

辦公室通常是開放型，故不要選用太獨特或濃烈的氣味，以免影響周遭同事們。適合搭配的香氣除了有助提高工作效率外，也可以幫體力多充電，並消除長時間維持固定姿勢所帶來的疲憊感。

 「起勁做」

💧月桂…3 滴

💧茶樹…2 滴

💧薑…1 滴

使用方法

可以裝在小瓶中隨時湊鼻吸聞，或滴入精油項鍊與精油磁扣中隨身佩戴。

按摩
 「起勁做」按摩油

💧月桂…3 滴

💧茶樹…2 滴

💧薑…1 滴　💧荷荷芭油…10 毫升

使用方法

可用來塗抹後腰與肩頸。

會議室

會議室是進行良性溝通、交換意見，進而達成共識的重要場所。然而，各部門立場有所不同，每位同事的觀點也有差距，極容易讓這裡變成吵架的戰場，或者成為無效溝通滿天飛且白白浪費時間精力的「精神時光屋」。所以適合搭配助人和諧、保持冷靜，平等且適宜地表達意見的香氣。會議結束後也可借助芬香淨化空間磁場，消除前一場會議的負能量，避免影響接下來的其他會議。

擴香
 「和諧不爭吵」

💧真正薰衣草…2 滴

💧西伯利亞冷杉…2 滴

💧胡椒薄荷…1 滴

噴灑
 「快速翻頁」

💧大馬士革玫瑰純露　💧檀香純露

使用方法

以 1：1 比例調和，裝入噴瓶中，在會議的開始與結束時噴灑在空間中。若開會時間過長或陷入瓶頸時，也可以噴灑於空間與人們。

接待區

這是公司的門面之處，也是外賓、訪客最先抵達或等待的空間，如果能有氣味飄散其中，將有助於隱形地展現公司的企業精神，讓人留下良好印象。所以可先思考哪類香氣最符合公司形象，例如：成功卓越可選用月桂；以客為尊可選用大西洋雪松；包君滿意可選用甜橙等等。或者也不用想太多，就直接使用下列配方，來展現正向與親和。

  擴香
「好門面」

- 天竺葵⋯2 滴
- 佛手柑⋯2 滴
- 茶樹⋯1 滴

 擴香
「歡迎光臨」

- 甜橙⋯3 滴
- 甜馬鬱蘭⋯2 滴
- 依蘭⋯1 滴

茶水間

除了裝飲用水、沖泡提神飲料、吃些補充熱量的零食之外，茶水間也常是同事們抒發情緒、交換訊息的地方，甚至還可能變成八卦軼聞流傳之處。人們在辦公座位坐久了，先是下半身循環變差，緊接著腦袋也變慢，很需要起來走動，而茶水間就是很棒的轉換之地。所以適合搭配的香氣，是能夠促進流動、轉換情緒，但又不陷溺於八卦亂傳。例如：薑精油，有助於訊息交流，並能清除過度不必要的訊息，具有適時歸零的作用。

 擴香
「流動一下」

- 甜橙⋯2 滴
- 薑⋯1 滴

 噴灑
「轉換一下」

- 香蜂草純露
- 羅馬洋甘菊純露

使用方法
以 2：1 比例調和，裝入噴瓶中，可適時噴灑於空間或人們。

主管辦公室

有別於開放型辦公室，這裡是獨立的密閉空間，提供給各級主管或經手機密文件的財務與法務部門。在這裡，將做出影響公司的重大決定，或者掌控著金錢能量，所以適合搭配能帶來正向壯大氣場的香氣，有助公司招財、強化穩定感，並抓住當下每個機會。

擴香
 「能源強」

💧大西洋雪松…2 滴
💧甜馬鬱蘭…2 滴
💧岩蘭草…1 滴

擴香
 「氣場強」

💧月桂…2 滴
💧乳香…2 滴
💧岩蘭草…1 滴

放空處 / 靈感區

不一定是個特定空間，可能只是一個角落，讓同事們可以放空、休息、發想，或是做些有別於坐姿的動作，如：伸展、躺臥、瑜伽等。人類並非一台永動機器，時不時需要暫停一下再出發。而在按下暫停鍵的時候，不妨來些放空的香氣吧！有趣的是，助人放空的精油，常常也能激發創意，因為先排空了繁雜思緒，靈感才容易湧現。

擴香　佩戴　嗅聞
 「放空等創意」

💧月桂…3 滴
💧乳香…2 滴
💧桉油醇樟…1 滴

使用方法
用來擴香，或裝入精油項鍊與精油磁扣中。須稍作休息時，可以嗅聞精油香氣，持續 3 分鐘以上。

因應其他空間需求的隨身香氣

　　現代人的生活圈，包含了許多不同的空間。但當空間變化太頻繁，導致思緒混亂或心神不定時，我們便應該發揮「山不轉人轉」的精神，把隨身香氣當作「能量指南針」。熟悉的氣味彷彿你我的最佳後援，在面對陌生環境及生疏的人事物時，給予我們安心的力量。

　　另外，有些特殊空間或許不在一般人的日常中，那麼在出發前預先準備香氣，隨時使用可以帶來保護作用。

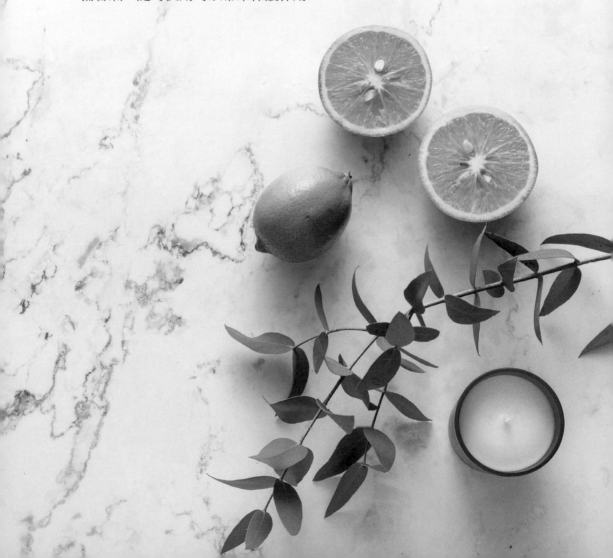

旅行

在旅行的過程中，除了體力相當勞累，還會遇上陌生又新奇的文化刺激，並且需要在極短時間內密集切換不同空間。所以選用香氣的方向，要能消除疲勞、抗菌消毒、穩定心緒，並招來正向能量，請參考下列配方。

塗抹
 「好玩不累」

- 💧 桉油醇迷迭香…3 滴
- 💧 胡椒薄荷…1 滴　💧 薑…1 滴
- 💧 荷荷芭油…5 毫升

使用方法
在徒步旅行一天後塗抹雙腳或疲憊肌群。

佩戴
 「好運/豔遇」

- 💧 天竺葵…1 滴　💧 佛手柑…1 滴

使用方法
將上述 2 款精油依比例混合後，滴在精油磁扣或精油項鍊中隨身佩戴，提升運氣的同時還增加自己的「回頭率」。

噴灑
 「好運/豔遇」噴霧

- 💧 大馬士革玫瑰純露　💧 羅馬洋甘菊純露

使用方法
比例可依個人喜好調配，隨時噴灑身上。

消毒
 「出外消毒」噴霧

- 💧 香蜂草純露　💧 大馬士革玫瑰純露
- 💧 橙花純露

使用方法
比例可依個人喜好調配，隨時噴灑於頻繁接觸東西的肌膚上。

注意事項
精油＋酒精的殺菌效果最強，可用抗菌型精油來調製或參考醫院章節的消毒乾洗手配方；但跨境旅行時多半不便攜帶酒精，故改以純露配方且頻繁使用。

噴灑
 「穩定心神與防阿飄」噴霧

- 💧 檀香純露　💧 香蜂草純露

使用方法
比例可依個人喜好調配，隨時噴灑身上。

擴香
 「穩定心神與防阿飄」

- 💧 乳香…2 滴　💧 岩蘭草…1 滴

使用方法
上述 2 款精油依比例混合，各滴在 4 小片面紙上，分別放在旅館房間 4 個角落。

醫院

去探病前，可準備一小瓶具殺菌作用的乾洗手，若有需要可隨時拿出來殺菌消毒。在離開醫院後則需淨化氣場，以沉澱剛剛歷經的密集人流與紛亂能量。

消毒
「消毒乾洗手」

- 桉油醇樟…2 滴
- 蘆薈凝膠…8 毫升
- 茶樹…4 滴
- 95 度酒精…2 毫升

使用方法
混勻即完成約 10 毫升乾洗手，隨身使用。

沐浴　擴香
「淨化氣場」

- 乳香…1 滴
- 岩蘭草…1 滴
- 永久花…1 滴

使用方法
用來擴香，或加入沐浴用品中洗淨全身。

學校

學生待在學校的時間占了一天的 1/3 以上，加上人數眾多，彼此生活交流頻繁，因此芳療重點是強化自我防護、增進學習效率，而且要簡易又方便。

消毒
「洗洗手」

- 茶樹…1 滴
- 天竺葵…1 滴
- 洗手乳…5 毫升

使用方法
可依此比例增量，混合均勻後，置於洗手台或方便取用處。

噴灑
「漱漱口」

- 香蜂草純露…30 毫升
- 橙花純露…30 毫升
- 食鹽…0.5 克

使用方法
混勻後置於噴瓶中，可噴灑口腔、漱口後再吐掉。純露很溫和，誤服也沒關係。

擴香
「專心學」

- 桉油醇迷迭香…2 滴
- 西伯利亞冷杉…1 滴

使用方法
滴在面紙上、置放於書桌，有助於記憶與靜定。

佩戴
「上台不緊張」

- 佛手柑…2 滴
- 甜羅勒…2 滴
- 依蘭…1 滴

使用方法
滴在棉球，再與手帕放入夾鍊袋中靜置一夜，隔天帶著薰過香的手帕上學。

空間歸零・生活防護

　　演員在下戲後，需要先「歸零」，卸下劇中角色之後，才能完整地進入真實生活中，也更有力氣再去扮演其他角色。人們的生活空間也需要經常歸零，包括實體層面的清潔消毒，以及能量層面的掃除淨化，幫助我們在各個層面上都能好好「斷捨離」。

　　現代人對於環境清潔的意識很強，並希望所用的清潔產品符合無毒、不傷身、減少汙染、讓環境可以永續受到保護等標準。所以芳香療法便是很棒的選擇，這些精油取材於大自然，使用效果絕佳。

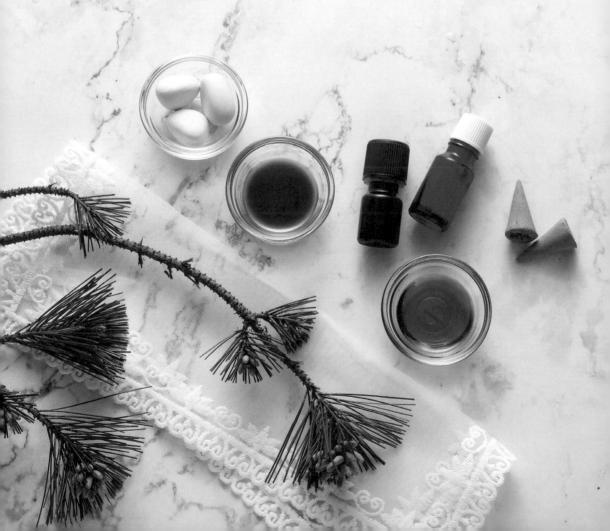

消毒

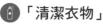「清潔衣物」

- 茶樹…2 滴
- 澳洲尤加利…2 滴

使用方法

滴在一小塊布上，然後跟著髒衣物一起放入洗衣機中清洗。

消毒

「清潔地板」

- 甜橙…5 滴
- 酒精…3 毫升

使用方法

混勻再加入水中用於最後 1 回的拖地。

沐浴

「清潔身體」

- 桉油醇迷迭香…2 滴
- 胡椒薄荷…1 滴

使用方法

加入約 10 ～ 20 毫升的無香沐浴用品中。

消毒

「消毒物品」

- 茶樹…3 滴
- 甜橙…3 滴　　75 度酒精…10 毫升

使用方法

用來擦拭物品，如：馬桶蓋、門把。

擴香

「淨化能量場」

- 乳香…1 滴
- 岩玫瑰…1 滴
- 真正薰衣草…1 滴

噴灑

「淨化能量場」噴霧

- 大馬士革玫瑰純露
- 檀香純露

使用方法

比例可依個人喜好調配，若需要接觸肌膚則改用此配方。另外，也可以結合音樂、水晶、藥草焚香等，一起淨化能量場。

精油對症索引

消化系統、肝腎系統

筆劃	症狀	對應精油	頁數
9	便祕	甜羅勒 + 薑 + 甜橙 + 月桂 + 甜杏仁油	197
		大馬士革玫瑰純露 + 羅馬洋甘菊純露 + 溫熱飲用水	197
		橄欖油	197
	促進消化	月桂	142
		薑	151
		佛手柑	154
		甜羅勒	157
		香蜂草純露	178
	胃酸逆流	羅馬洋甘菊純露 + 大馬士革玫瑰純露 + 溫熱飲用水	200
		真正薰衣草 + 佛手柑 + 薑 + 甜杏仁油	200
	胃潰瘍	天竺葵 + 甜羅勒 + 乳香 + 岩玫瑰 + 荷荷芭油 + 瓊崖海棠油	200
		檀香純露 + 溫熱飲用水	200
	食慾不振：刺激食慾	甜橙 + 甜羅勒 + 迷迭香 + 甜杏仁油	202
		甜橙 + 甜羅勒 + 迷迭香	202
		香蜂草純露 + 溫熱飲用水	202
	食慾不振：情緒調理	佛手柑 + 天竺葵 + 岩蘭草 + 荷荷芭油	202
		大馬士革玫瑰純露 + 溫熱飲用水	202
11	宿醉：為身體補水	香蜂草純露 + 溫熱飲用水	247
	宿醉：激勵代謝機能	胡椒薄荷 + 永久花 + 甜橙 + 甜杏仁油	247
12	滋補幼兒消化	甜羅勒	157
13	腹絞痛：小兒腹絞痛	羅馬洋甘菊純露 + 配方奶 / 溫熱飲用水	204
		羅馬洋甘菊純露 + 橙花純露	204
	腹絞痛：成人腹絞痛	甜羅勒 + 胡椒薄荷 + 依蘭 + 乳香 + 甜杏仁油	204
	腹脹氣：成人處方	甜羅勒 + 甜橙 + 佛手柑 + 月桂 + 薑 + 甜杏仁油	198
		橄欖油	198
	腹脹氣：兒童處方（3 歲以上）	甜羅勒 + 甜橙 + 薑 + 甜杏仁油	198
		橄欖油	198
	腹脹氣：嬰幼兒處方（3 歲以下）	羅馬洋甘菊純露 + 牛奶 / 副食品 / 溫熱飲用水	199
	腹瀉	薑 + 天竺葵 + 甜杏仁油	199
		香蜂草純露 + 溫熱飲用水	199
15	噁心想吐：孕婦害喜想吐	甜橙 + 胡椒薄荷 + 薑	201
		羅馬洋甘菊純露 + 溫熱飲用水	201
	噁心想吐：搭乘交通工具而暈眩噁心	薑 + 胡椒薄荷 + 澳洲尤加利 + 荷荷芭油	201
	暴飲暴食：暴飲暴食後促進消化	薑 + 胡椒薄荷 + 甜羅勒 + 甜杏仁油	203
	暴飲暴食：緩解情緒壓力	橙花純露 + 溫熱飲用水	203

呼吸系統、頭臉部位

筆劃	症狀	對應精油	頁數
4	中耳炎	胡椒薄荷＋迷迭香＋甜馬鬱蘭＋澳洲尤加利＋荷荷芭油	275
		橙花純露	275
		橙花純露＋溫熱飲用水	275
8	呼吸道養護	迷迭香	124
		澳洲尤加利	130
		西伯利亞冷杉	145
		桉油醇樟	160
	長牙疼痛	橙花純露＋羅馬洋甘菊純露	274
		橙花純露＋羅馬洋甘菊純露＋配方奶	274
9	咳嗽：乾咳	西伯利亞冷杉＋真正薰衣草＋乳香＋荷荷芭油	207
		真正薰衣草＋大西洋雪松	207
	咳嗽：濕咳	澳洲尤加利＋真正薰衣草＋大西洋雪松＋荷荷芭油	207
	孩童退燒	橙花純露	174
	扁桃腺發炎	乳香＋岩玫瑰＋茶樹＋荷荷芭油	213
		乳香＋岩玫瑰＋茶樹＋75% 酒精	213
		澳洲尤加利	213
	流鼻水：較稀鼻水	澳洲尤加利＋月桂＋荷荷芭油	206
		澳洲尤加利＋月桂＋熱水	206
	流鼻水：較稠鼻水	桉油醇樟＋胡椒薄荷＋荷荷芭油	206
	流鼻血	岩玫瑰	212
10	氣喘：日常保健	乳香＋依蘭＋大西洋雪松＋甜杏仁油	209
		羅馬洋甘菊純露＋溫熱飲用水	209
	氣喘：氣喘急救	阿密茴＋瓊崖海棠油	209
12	喉嚨疼痛	真正薰衣草＋西伯利亞冷杉＋甜杏仁油	211
		橄欖油	211
	發燒：幼兒發燒（6 歲以下）	大馬士革玫瑰純露＋羅馬洋甘菊純露	211
	發燒：成人發燒	大馬士革玫瑰純露＋羅馬洋甘菊純露	210
		檀香純露＋溫熱飲用水	210
	過敏性鼻炎	乳香＋大西洋雪松＋甜馬鬱蘭＋荷荷芭油	212
		橄欖油	212
14	鼻竇炎：急性鼻竇炎	迷迭香＋甜馬鬱蘭＋西伯利亞冷杉＋岩玫瑰＋荷荷芭油＋瓊崖海棠油	208
	鼻竇炎：慢性鼻竇炎	茶樹＋乳香＋岩蘭草＋甜杏仁油	208
		橄欖油	208

慢性疾病、全身調理

筆劃	症狀	對應精油	頁數
3	大病後補身	茶樹	115
		甜羅勒	157
4	心血管問題：心律不整	佛手柑＋甜馬鬱蘭＋甜羅勒＋荷荷芭油＋瓊崖海棠油	215
		香蜂草純露＋溫熱飲用水	215
	心血管問題：心臟無力	茶樹＋迷迭香＋月桂＋荷荷芭油＋瓊崖海棠油	215
		橄欖油	215
	心悸	真正薰衣草＋甜羅勒＋依蘭＋甜杏仁油	219
		香蜂草純露＋檀香純露＋溫熱飲用水	219
5	外食族養生	胡椒薄荷	139
	失眠	桉油醇樟	160
		真正薰衣草＋佛手柑＋岩蘭草＋依蘭	278
		真正薰衣草＋佛手柑＋岩蘭草＋依蘭＋甜杏仁油	278
	平衡甲狀腺亢進	甜馬鬱蘭	127
	甲狀腺亢進	甜馬鬱蘭＋真正薰衣草＋依蘭＋甜杏仁油	216
7	免疫力提升	乳香	133
		岩玫瑰	136
		月桂	142
	抗菌、抗病毒	茶樹	115
		天竺葵	121
		甜馬鬱蘭	127
		澳洲尤加利	130
		桉油醇樟	160
	防暑降溫	胡椒薄荷	139
9	活血行氣	乳香	133
10	病毒感染	桉油醇樟＋茶樹＋天竺葵＋乳香＋75% 藥用酒精	273
	胸悶	西伯利亞冷杉＋真正薰衣草＋甜馬鬱蘭＋月桂＋永久花＋岩蘭草＋荷荷芭油	218
		香蜂草純露＋溫熱飲用水	218
	高血壓	甜馬鬱蘭＋真正薰衣草＋依蘭＋荷荷芭油＋瓊崖海棠油	217
		橄欖油	217
		香蜂草／橙花／大馬士革玫瑰純露＋溫熱飲用水	217
11	推動血液循環	岩蘭草	163
		檀香純露	180
	眼睛痠痛	大馬士革玫瑰純露	241
12	寒涼體質調理	薑	151
		薑＋月桂＋岩蘭草／黑胡椒＋荷荷芭油	258
		橄欖油	258
13	新生兒應用	羅馬洋甘菊純露	176
	預防高山症	岩蘭草	163
14	慢性疲勞：白日疲勞	西伯利亞冷杉	243
	慢性疲勞：常見慢性疲勞	西伯利亞冷杉＋月桂	243
		橄欖油	243
		香蜂草純露＋溫熱飲用水	243

筆劃	症狀	對應精油	頁數
15	調理心血管系統	甜馬鬱蘭	127
		香蜂草純露	178
		橄欖油	188
	調理高血壓	依蘭	166
	調理體內荷爾蒙	大馬士革玫瑰純露	172

生殖、泌尿系統

筆劃	症狀	對應精油	頁數
3	女性膀胱炎 / 尿道炎	佛手柑 + 甜羅勒 + 迷迭香 + 荷荷芭油	259
5	生理痛：口服植物油	橄欖油 + 黑種草油	256
	生理痛：止痛按摩油	真正薰衣草 + 永久花 + 佛手柑 + 甜杏仁油	256
7	更年期調理	天竺葵 + 甜羅勒 + 佛手柑 + 甜杏仁油	260
		大馬士革玫瑰純露 + 檀香純露 + 溫熱飲用水	260
		天竺葵 + 甜羅勒 + 佛手柑 + 甜杏仁油 + 大馬士革玫瑰純露	260
	男性生殖泌尿道發炎	檀香純露 + 溫熱飲用水	254
		檀香純露	254
		橄欖油	254
8	性功能提振	薑	151
		薑 + 天竺葵 + 依蘭 + 甜杏仁油	253
		大馬士革玫瑰純露	253
		橄欖油	253
	泌尿道感染、痔瘡	檀香純露	180

筋骨關節、肌肉痠痛

筆劃	症狀	對應精油	頁數
4	五十肩	薑 + 月桂 + 甜馬鬱蘭 + 瓊崖海棠油	265
		橄欖油	265
7	坐骨神經痛	天竺葵 + 月桂 + 胡椒薄荷 + 甜馬鬱蘭 + 真正薰衣草 + 荷荷芭油 + 瓊崖海棠油	265
8	抽筋	西伯利亞冷杉 + 薑 + 真正薰衣草 + 荷荷芭油	245
	肩頸僵硬	西伯利亞冷杉 + 薑 + 迷迭香 + 荷荷芭油	242
10	消除肌肉疲勞	迷迭香	124
12	舒緩筋骨痠痛	西伯利亞冷杉	145
13	腰痠背痛	月桂 + 西伯利亞冷杉 + 薑 + 荷荷芭油 + 瓊崖海棠油	240
	落枕	薑 + 永久花 + 月桂 + 荷荷芭油	246
14	腿部靜脈曲張	茶樹 + 月桂 + 岩蘭草 + 瓊崖海棠油	244
		檀香純露	244
		檀香純露 + 溫熱飲用水	244
19	關節痠痛	月桂 + 薑 + 西伯利亞冷杉 + 瓊崖海棠油	264
		橄欖油	264

肌膚養護

筆劃	症狀	對應精油	頁數
3	口腔消炎、唇皰疹	月桂	142、237
	口腔潰瘍	大馬士革玫瑰純露 + 橙花純露	237
4	手肘 / 膝蓋粗乾	大馬士革玫瑰純露 + 橙花純露	236
		天竺葵 + 真正薰衣草 + 乳香 + 玫瑰果油	236
	止痛	月桂	142
		瓊崖海棠油	186
6	安撫脫屑	甜杏仁油	182
	肌膚保濕	大馬士革玫瑰純露	172
	肌膚紅腫	大馬士革玫瑰純露	172
		羅馬洋甘菊純露	176
	肌膚乾燥	真正薰衣草 + 天竺葵 + 乳香 + 甜杏仁油 + 玫瑰果油	223
	肌膚搔癢：汗皰疹	澳洲尤加利 + 月桂 + 真正薰衣草 + 荷荷芭油	226
	肌膚搔癢：濕疹	胡椒薄荷 + 澳洲尤加利 + 岩蘭草 + 荷荷芭油	226
	肌膚過敏問題	大馬士革玫瑰純露	172
		橙花純露	174
		檀香純露	180
		甜杏仁油	182
		荷荷芭油	184
	肌膚養護	永久花	148
		岩蘭草	163
		依蘭	166
		天竺葵	121
		乳香	133
		瓊崖海棠油	186
		橄欖油	188
		玫瑰果油	190
7	尿布疹	大馬士革玫瑰純露 + 橙花純露 + 羅馬洋甘菊純露	272
		大馬士革玫瑰純露 + 橙花純露 + 羅馬洋甘菊純露 + 玫瑰果油	272
	抗老化	岩玫瑰	136
9	促進傷口癒合	真正薰衣草	112
		岩玫瑰	136
		玫瑰果油	190
		岩玫瑰 + 乳香 + 永久花 + 玫瑰果油 + 瓊崖海棠油	234
	疤痕修護：疤痕再生	澳洲尤加利 + 永久花 + 岩蘭草 + 玫瑰果油 + 瓊崖海棠油	235
	疤痕修護：疤痕預防	真正薰衣草 + 岩玫瑰 + 永久花	235
10	粉刺	大馬士革玫瑰純露 + 橙花純露 + 檀香純露	222
		澳洲尤加利 + 西伯利亞冷杉 + 佛手柑 FCF + 荷荷芭油	222
	蚊蟲叮咬	真正薰衣草	112
		茶樹 + 胡椒薄荷 + 真正薰衣草 + 荷荷芭油	226

筆劃	症狀	對應精油	頁數
12	滋養敏感乾燥肌	甜杏仁油	182
	痘痘肌調理／肌膚控油：強化肌膚清潔	橄欖油＋椰子油＋焙炒的芝麻油	221
	痘痘肌調理／肌膚控油：緩解肌膚發炎	天竺葵＋月桂＋澳洲尤加利＋岩玫瑰＋荷荷芭油＋玫瑰果油	221
12	跌傷：止痛化瘀用油	永久花＋薑＋迷迭香＋甜杏仁油＋瓊崖海棠油	266
	黑眼圈	乳香＋永久花＋月桂＋真正薰衣草＋荷荷芭油＋玫瑰果油	228
		檀香純露	228
13	傷口止血修護	岩玫瑰	136
		岩玫瑰＋乳香	232
	瘀傷：新鮮瘀傷	永久花	148
		永久花＋乳香＋月桂	233
	瘀傷：慢性瘀傷	永久花＋乳香＋月桂＋荷荷芭油＋瓊崖海棠油	233
	預防斑點生成	大馬士革玫瑰純露＋橙花純露＋檀香純露	229
		永久花＋依蘭＋岩蘭草＋荷荷芭油＋玫瑰果油	229
14	輕度燒燙傷急救：小範圍燙傷	真正薰衣草	230
	輕度燒燙傷急救：燙傷面積較大但表皮未脫落	大馬士革玫瑰純露／薰衣草純露	230
15	調控油性膚質	佛手柑	154
		橙花純露	174
		大馬士革玫瑰純露＋橙花純露	221
		大馬士革玫瑰純露＋橙花純露＋溫熱飲用水	221
	調理、預防肌膚細紋	乳香	133
		玫瑰果油	190
		乳香＋天竺葵＋岩玫瑰＋荷荷芭油＋玫瑰果油	227
		大馬士革玫瑰純露＋檀香純露＋溫熱飲用水	227
	調理皮脂分泌	澳洲尤加利	130
		大西洋雪松	169
	調理肌膚泛紅、局部血絲	檀香純露	180
		大西洋雪松＋永久花＋玫瑰果油	225
	調製抗痘面油	茶樹	115
23	曬傷：預防曬傷	荷荷芭油	184
		真正薰衣草＋穗花薰衣草＋甜杏仁油＋橄欖油	231
	曬傷：曬後修護	羅馬洋甘菊純露＋大馬士革玫瑰純露＋橙花純露	231

美體、美髮

筆劃	症狀	對應精油	頁數
4	水腫	甜橙	118
		大西洋雪松	169
		大西洋雪松＋永久花＋月桂＋甜杏仁油	248
		檀香純露＋溫熱飲用水	248
7	沐浴	茶樹	115
	男性中年落髮：舒緩壓力	迷迭香	251
	男性中年落髮：頭皮護理油	迷迭香＋乳香＋大西洋雪松＋荷荷芭油＋瓊崖海棠油	251
8	刺激毛髮生長	迷迭香	124
		大西洋雪松	169
		瓊崖海棠油	186
	肥胖、減重	大西洋雪松	169
		大西洋雪松＋永久花＋甜羅勒＋薑＋月桂＋迷迭香＋荷荷芭油＋瓊崖海棠油	249
		大馬士革玫瑰純露＋橙花純露＋溫熱飲用水	249
9	按摩基底油	甜杏仁油	182
		荷荷芭油	184
16	頭皮屑：頭皮控油	月桂＋迷迭香＋大西洋雪松＋荷荷芭油	238
		月桂＋無香洗髮精	238
	頭髮養護	甜杏仁油	182

心靈轉念、安定心緒

筆劃	症狀	對應精油	頁數
4	分離焦慮	羅馬洋甘菊純露	176
5	打造自由心靈	西伯利亞冷杉	145
	安撫完美主義	羅馬洋甘菊純露	176
6	安撫情緒	真正薰衣草	112
		甜橙	118
		岩蘭草	163
		依蘭	166
		檀香純露	180
	安撫焦慮	天竺葵	121
		甜馬鬱蘭	127
		橙花純露	174
		天竺葵＋甜馬鬱蘭＋真正薰衣草＋甜杏仁油	280
	自我評價提升	月桂	142
	自律神經失調	月桂＋甜馬鬱蘭＋真正薰衣草＋荷荷芭油	284
	自信提升	天竺葵	121
7	戒癮	橙花純露	174
	扭轉貪婪的心態	檀香純露	180
	走出情傷	永久花	148

筆劃	症狀	對應精油	頁數
8	受害者情結	月桂 + 真正薰衣草 + 佛手柑 + 甜杏仁油	282
		大馬士革玫瑰純露 + 溫熱飲用水	282
	呵護大小孩 (療癒童年創傷)	羅馬洋甘菊純露	176
	注意力渙散	甜橙 + 迷迭香 + 西伯利亞冷杉	270
		甜橙 + 迷迭香 + 西伯利亞冷杉 + 酒精	270
	表達自我	澳洲尤加利	130
9	促進團隊合作	茶樹	115
	突破框架	岩玫瑰	136
	突破舒適圈	迷迭香	124
10	冥想靜心	乳香	133
	時差調整	佛手柑或甜橙 + 甜杏仁油	283
	缺乏生活熱情	甜橙 + 天竺葵 + 佛手柑 + 依蘭 + 荷荷芭油	279
11	強化抗壓性	甜羅勒	157
	斬斷有毒關係	桉油醇樟	160
	理性思考	胡椒薄荷	139
	處理過往創傷經驗	永久花	148
12	創造空間幸福感	大馬士革玫瑰純露	172
	提升身體感知	薑	151
	舒緩慢性壓力	佛手柑	154
	菸癮戒除	橙花純露 + 檀香純露 + 溫熱飲用水	252
		橙花純露 + 檀香純露 + 歐洲赤松 + 純露 + 香桃木 + 溫熱飲用水	252
	跌傷：勇敢再出發擴香	西伯利亞冷杉 + 月桂 + 岩蘭草	266
13	催情	依蘭	166
	經期情緒波動	大馬士革玫瑰純露 + 檀香純露 + 溫熱飲用水	257
		茶樹 + 天竺葵 + 依蘭 + 玫瑰果油	257
	預防思緒退化	迷迭香 + 甜橙 + 甜馬鬱蘭	263
		迷迭香 + 甜橙 + 甜馬鬱蘭 + 甜杏仁油	263
14	厭世無力感	乳香 + 天竺葵 + 佛手柑 + 依蘭	285
		乳香 + 天竺葵 + 佛手柑 + 依蘭 + 荷荷芭油	285
15	增加適應力	岩蘭草	163
	緩解寂寞	真正薰衣草	112
	調理成癮心態	甜馬鬱蘭	127
	調節人際關係	天竺葵	121
16	激勵副交感神經	甜馬鬱蘭	127
	激發創意	甜橙	118
20	寶寶夜啼	乳香 + 天竺葵 + 岩蘭草	269
		羅馬洋甘菊純露	269
21	驅散憂鬱情緒	佛手柑	154
		西伯利亞冷杉 + 佛手柑 + 乳香 + 甜杏仁油	281
		橙花純露 + 溫熱飲用水	281

國家圖書館出版品預行編目資料

歡迎光臨 肯園精油新手村：20 種首選精油調出 80 種
對症配方，全方位療身也療心 / 肯園芳療師團隊作 . --
臺北市：三采文化，2022.04
面；　公分 . -- (三采健康館；158)
ISBN 978-957-658-787-0(平裝)

1.CST: 芳香療法 2.CST: 香精油

418.995　　　　　　　　　　111002551

@封面圖片提供：
LukaJreym - stock.adobe.com

有鑑於個人健康情形因年齡、性別、病史及特
殊情形而異，建議您，若有任何不適，仍應諮
詢專業醫師之診斷與治療健康為宜。

suncolor 三采文化集團

三采健康館　158

歡迎光臨 肯園精油新手村：
20 種首選精油調出 80 種對症配方，全方位療身也療心

作者｜ 肯園芳療師團隊‧唐京睦、張錫宗
編輯二部 總編輯｜ 鄭微宣　責任編輯｜ 藍勻廷
美術主編｜ 藍秀婷　封面設計｜ 池婉珊　內頁設計｜ 魏子琪　插畫｜ 彭綉雯　攝影｜ 林子茗
行銷協理｜ 張育珊　行銷企劃｜ 周傳雅　企劃協力｜ 黃蓉
人物示範｜ 呂瑋祐、呂劭苓

發行人｜ 張輝明　總編輯長｜ 曾雅青　發行所｜ 三采文化股份有限公司
地址｜ 台北市內湖區瑞光路 513 巷 33 號 8 樓
傳訊｜ TEL:8797-1234　FAX:8797-1688　網址｜ www.suncolor.com.tw
郵政劃撥｜ 帳號：14319060　戶名：三采文化股份有限公司
初版發行｜ 2022 年 4 月 29 日　定價｜ NT$680
　　2 刷｜ 2022 年 6 月 20 日